新版

健康常識のウソに騙されず

長生きするための88の知恵

医療法人社団森愛会
鶴見クリニック 理事長
鶴見隆史
Tsurumi Takafumi

危険だらけの
食と薬と
健康法

はじめに

今、日本の医療は混迷のなかにあります。なぜなら、ガンをはじめとしてほとんどの慢性病が昭和25年からウナギ登りに増加しているからです。

医療とは本質的には「治してなんぼ」なのではないでしょうか？

しかし現状は治すどころか、かえって悪化させるような医療がはびこっているとしか思えません。

「症状がいつまでたってもとれない」

「病気がいつまでたっても治らない」

それどころか、

「かえって悪化し、余病すら出る」

これが現代の医療に極めて多いのです。

その理由は1にも2にも、現代の医療が薬漬け医療だからでしょう。

薬を用いる治療法には限界があります。というより、薬を長く続けるとかえって悪くなる可能性が高いのです。このことは世界的にもはっきりしてきた事実です。

しかし国民医療費は増えに増え、２００２年には30兆円を超え、２００８年には38.４兆円、さらに２０１２年には40兆円を超えたとすらいわれています。

昭和30年の国民医療費は約２０００万円ですから、この高騰には驚きを越えて呆れ果ててしまいます。こんなに副作用のある薬というものをどうしてそんなに信用するのかと不思議に思えて仕方ありません。

アメリカには「責任ある医療を推進する医師会」という団体が存在します。この会の活動は極めて誠実かつ本質的であります。この会の会長のニール・バーナード博士は次のように言っています。

「真実を教えたら、どの業界も儲からなくなる」と。

私は長い間、いわゆる代替療法で治療してきました。なぜならそのほうがきれいによく治るからです。私の治し方の根本は、病気の根本の原因の排除と活性酸素を解除しエネルギーを高めることの2点にあります。原因をとらずに何が治るのかということと、病気の出発点は酸化（活性酸素）にあるからです。その結果として、得られたことがこれです。

「病気は根本原因があって起こる。その根本原因を改善し、エネルギーを上げるよう、つまり、活性酸素をとるようにもっていけば、なんでも治る」

このことは私が長年やってきて到達した病気治しの結論です。このことが十全になされれば、本当に驚くほど良くなっていきます。

しかし原因やエネルギーに一切おかまいなしで、薬で場当たり的に対処するのが今のやり方なのです。

つまり、いつまでたっても本質は一切見ず、部分的な対症療法をやるのが西洋医療です。

こういったやり方が延々と続く背景には、かような対症療法のほうが簡単で儲かるからかもしれません。また、患者側の意識にも「病名診断即薬」といった意識がこびりついているため、ますますこの対症療法、つまり薬漬けがはびこっていくのだと思われます。

医者側の意識も国民の意識も一致しているところに、この医療費の高騰が存在するといえるでしょう。

こういった「目先の対処（対症療法）でいい」「薬漬けでいい」「今が良ければ治らなくてもいい」という考えをし、健康になるための「努力はしたくない」というタイプはけっこうな数に上ると思います。

しかし、このようなタイプは別として、「本当に根本から体を良くしたい」「根本から治したい」「本質的に健康になりたい」と願っている人も少なくありません。

残念なことに、このような人たちが病気になる理由は、ただただ「無知」であっただけのことが多いのです。

その典型は「煮た野菜、茹でた野菜をよく食べ、生野菜やフルーツは冷えるので食べない」といった話です。

当クリニックにガンになって来られた人の中で、このような人たちが多いのには驚かされます。要は勘違いから「野菜は摂ったが、生が良いとは知らなかった。その結果ガンになった」というタイプです。

しかし実は、生には極めて多くの抗酸化物質が入っており、ガン予防には最高なのです。加熱で抗酸化なものは減りますが、酵素に至っては完全に失われてしまいます。その結果、生野菜、フルーツを食べないとガンになりやすいとすらいえるのです。

つまり、無知であるがゆえにガンになったというタイプは実に多いのです。こういう人は本当に気の毒です。

また、薬漬けをよしとするタイプも同様です。真実を知らないことほど恐ろしいことはありません。

生野菜やフルーツを食べることを、ローフードの食事といいますが、ローフードの権威のひとり、レイモンド・フランシス博士は『二度と病気にならない』という本で、ローフードの素晴らしさを徹底的に書いています。そして、なぜローフードに治癒力があるかも解説しています。

私はこのフランシス博士とは違った観点からローフードの素晴らしさを本で書いている人間ですが、本書はローフードの良さも含め、健康に関しての真実をいろんな角度から記した本となりました。

この本を読み、実践するだけで、きっと健康になれるとすら思うほど、真実を網羅した本になったと自負しております。

皆様には本書をご覧いただき、健康になっていただければと願うばかりです。

２０１４年６月　鶴見隆史

第3章　食に関するウソ

第1章　現代医療のウソ

長生きするための知恵 ―― 1

世界有数の長寿国でありながら実は世界一の認知症患者数の日本西洋医療だけに頼ってはいけない

「日本の医療は世界最高レベル」。海外の医学誌などでこのように評価されています。確かに高度な手術や救急医療などの面ではレベルの高さを誇れるかもしれません。

しかし、どんなに手術や検査が優れていても、治療は「治ってなんぼ」です。あなたはそう思いませんか？

世界トップレベルの医療といわれているにもかかわらず、日本では病気にかかる人、病気で亡くなる人が年々増える一方です。ガンの死亡数は男女ともに増加し続けており、２０１１年の死亡数は１９８５年の約2倍に及んでいます（国立がん研究センター調べ）。

さらに日本は世界有数の長寿国であり、とくに日本人女性の平均寿命は世界一（２０１３年調べ）です。しかし同時に世界一、認知症患者が多い国でもあるのです。

人口の多さや高齢化だけがその要因となっているのではありません。薬漬け医療をはじめ、食生活、ライフスタイルがでたらめに悪いことが最大の問題なのです。

このような悲惨な状況が生じるのはなぜか。それはひとえに日本では予防医学や健康学の情報の普及が、欧米諸国に比べて非常に遅れているためです。西洋医療の医師だけに頼りきろうとすることが、数々の悲劇を生んでいるのです。

長生きするための知恵 ―― 2

入院はしてはいけない

入院は病気を悪化させます。病気にかかったら入院よりも何よりも、検査をしたうえで原因を見極め、根本的な対処法を見出すことが最善策なのです。

なぜ入院すると病気が悪化するのか。その主な理由として次のことが挙げられます。

・寝たきりで歩かなくなるため、足腰が立たなくなる。入院前はスタスタ歩けたのに、入院して1ヵ月後は寝たきりのパターン。
・食物繊維不足、抗酸化食不足の入院食は便秘の元。そのため腸が腐敗し、余病が出る。
・不必要な薬や点滴が体の〝毒〟となる。
・医師や看護師に気を遣い、精神的ストレスがピークになる。
・日光浴ができずビタミンD不足になる。
・相部屋など環境の問題やストレスおよび常に寝させられることで不眠症になる。

とくにストレスや運動不足は、病気を悪化させる二大要因です。そのうえ、病院食は食物繊維不足そのものの最悪食です。食物繊維不足は便秘の原因になるだけでなく、全身の70％ともいわれる腸管免疫も低下させます。

体に悪いことばかりなのが入院なのです。

長生きするための知恵

3

「管理栄養士＝無知と思え」が合言葉

２０１２年1月に当クリニックを訪れた70代女性の話を聞いてください。この女性は胃ガンの手術後、ガンが腹膜に転移して余命１年と医師から宣告されたそうです。そういう末期のガン患者に対して管理栄養士は次のような指導をしたといいます。

「生野菜や茸、海藻、不溶性の食物繊維、そば、雑穀は食べてはいけません。消化の良い白いパン、ご飯（白米）、うどんを主にし、乳製品（牛乳、チーズ）はどんどん食べること。おやつはムース、プリン、砂糖菓子、アイスクリーム、コーヒーフレッシュがおすすめ。調味料はどんなものでもよろしい」

この指導は今、全国的に普通に行われています。しかしこんな指導に従って体が良くなるはずがありません。食物繊維もビタミン、ミネラル、酵素も圧倒的に不足しているうえ、体にとって猛毒の砂糖菓子やいまやアメリカでは禁止されているトランス型脂肪酸（マーガリン、ショートニング）まですすめているのには驚きを通り越して呆れ果てます。

これを本当に正しいと思って指導しているのでしょうか。要はカロリー計算以外何ひとつ知らないのが管理栄養士なのです（中にはよく勉強をしていますが極少数です）。

件の女性は私の指導の下、まったく逆の食生活をして同年12月に完治しています。

長生きするための知恵 ―― 4

ガンは三大治療では治らない
重要なのは免疫力の強化

手術、化学療法（抗ガン剤）、放射線療法。この3つが、ガンの三大治療といわれ、日本の医療では盛んに行われています。

しかし、どの治療法も問題があるのが事実。その詳しい理由については次ページから述べますが、いずれも逆にガン細胞を増殖させる危険性が極めて高いのです。

とくに抗ガン剤は、白血病や悪性リンパ腫などの血液ガンには有効な場合もありますが、胃ガン、大腸ガン、肺ガン、乳ガンなど大半の固形ガン（悪性腫瘍）には反応しないケースが多く、たとえ抗ガン剤投与後にガンの縮小効果がみられてたとしても余命は2～3カ月延長される程度といわれています。固形ガンはできた後、6～7年はほとんど変化しないもの。それなのに手術をしたり、抗ガン剤を投与したりすることで、逆にガンが広がり、寿命が縮まる可能性が高くなるのです。

三大治療では、決してガンを根本から治すことはできません。病院に行く前に、そのことをしっかり肝に銘じてください。

病院で治療するよりも重要なことは、ガンが大きくなる前に免疫強化を図ってガンを小さくする、あるいは消失させることなのです。そしてそれはいまや可能になってきました。

長生きするための知恵 — 5

抗ガン剤は毒物
副作用ばかりで完治はしない

ガンの三大治療の中で最も問題なのは抗ガン剤です。なぜなら、抗ガン剤は一種の毒物なのです。

そもそも世界初の抗ガン剤は、第一次世界大戦のときに使われた化学兵器のひとつ、ナイトロジェンマスタードをヒントに作られました。ナイトロジェンマスタードのもつ細胞毒性が抗ガン剤へと応用されるようになったわけですが、元々は兵器として使われるほど毒性が強いものだったということを誰もがしっかり認識しておくべきです。

現在、抗ガン剤にはさまざまな種類があります。どの抗ガン剤でも、ガン細胞だけを選択的に殺すなら問題はありません。しかし、少なからず正常な細胞まで痛めつけるのが抗ガン剤です。抗ガン剤は増殖するガン細胞をターゲットにする毒薬なので、細胞分裂の盛んな正常の骨髄や腸管上皮、皮膚、爪、毛のうなどに悪影響を与え、白血球減少、胃腸障害、下痢、悪心、嘔吐、脱毛、口内炎、発疹、皮膚疾患、シミ、シワ、爪変形、顔色悪化、全身倦怠感、全身の痛み、頭痛、食欲低下など、数々の副作用を起こします。

抗ガン剤で完治した人はいません。むしろ抗ガン剤投与をすればするほどガン細胞は強くなり、後々さらなる転移や副作用などを引き起こし、患者を苦しめることになるのです。

もっと知りたい「抗ガン剤」

ガン専門医は自分には抗ガン剤を投与しない

私が出演しているドキュメンタリー映画『ＴＨＥ　ＣＨＯＩＣＥ　生きるための選択』の中でも話していますが、環境問題を専門とするジャーナリストであり評論家である船瀬俊介氏の著書『ガンで死んだら１１０番』（五月書房）の中にあるエピソードは傑作です。

Ｓ・Ｔ氏は大学や大病院やがんセンターなどを回って、ガン専門医に次の質問を繰り返したそうです。

「あなたがガンになって転移があったら、抗ガン剤を自分自身にやりますか？」

すると、２７１人中なんと２７０人の医師がこう答えたといいます。

「私はやりません」

Ｓ・Ｔ氏は次のことについても質問しました。

「では、患者様にはどうしますか？」

するとと今度は２７１人全員がこう答えたそうです。

「患者様には抗ガン剤を投与します」

なぜ医師は自分自身には抗ガン剤を使わないのか。それは、ガン専門医が抗ガン剤のリスクや怖さを知っているからに違いありません。さらに抗ガン剤が完治しない薬だということも知っているからでしょう。

しかし、自分自身の治療には使わない、使いたくないと思う薬剤を、患者の治療には積極的に投与する。その理由は「これをやらないと病院の経営が成り立たないから」というのです。なんとまあ無責任な話ではないでしょうか。

「自分にはやらない治療」を患者に平気ですすめてくる医師を、あなたは信用できますか？　前ページで解説した抗ガン剤の副作用とともに、こうした事実も頭の片隅にしっかり入れておいてください。

長生きするための知恵

6

転移性ガンは絶対に切除してはいけない
全身に転移して死に至る

ガンは切除すれば治ると考えている人は、日本では医者にも患者にも多いようです。しかもガンの周囲まで含めた広範囲な切除を行う外科医が多く、さらには「転移しないよう、ついでに取っておきました」というケースまであるといいます。これは非常に問題です。

たとえば、ある28歳の女性は子宮頚ガンの手術で、事前に何の説明もなく、転移のない両卵巣まで切除されてしまったといいます。これは外科医の横暴の極地です。女性ホルモンがこの若さであまり分泌されなくなってしまうからです。人間の体に不必要な臓器があるはずはなく、一度失くしたら取り返しがつきません。その臓器の機能は失われるか、縮小します。免疫力も著しく低下します。しかも臓器は本来、空気に触れることのないものです。胸部や腹部などを切り開くことで酸化して、内臓の癒着が起こりやすくなります。

とくに転移性ガンの場合は絶対に切ってはいけません。なぜならガン細胞は10億～20億個集まってやっと1cm大になり、肉眼で見えるようになります。仮に2000万個いても肉眼ではまず見えない。転移性ガンを切除すると血液中を流れていたこの見えないガンは一気に大繁殖します。酸化するからです。結果、全身転移だらけになり、死に至る危険性が極めて高い。転移性ガン手術の落とし穴です。手術は何にせよ「必要悪」なのです。

長生きするための知恵 7

放射線療法はガンを散らばらせる
ガンのえさを自ら作り出し、転移だらけに

ガンの三大治療の中で、放射線療法は手術や抗ガン剤に比べて体への負担が少ない治療法として知られています。ガンが発生した臓器の形態と機能を維持したまま治療ができるのが特徴ですが、一方でガンを散らばらせる可能性が高いという大問題も抱えています。

そもそも放射線療法は、X線やγ線、電子線などの放射線を照射して活性酸素を発生させ、ガン細胞の遺伝子にダメージを与えて死滅させるもの。簡単にいうと強力な放射線でガンを焼却するわけですが、それだけ強いエネルギーを放つ放射線をガンの部分にだけピンポイントで照射するのは極めて難しく、放射線の通過部位にもダメージが及びます。放射線が当たったところは焼却され、一時的には良くなりますが、活性酸素だらけになっているため残ったガンは、その後急速に勢いを増してまったく別のところに大繁殖し、いつの日か転移だらけになってしまうのです。実際、子宮頸ガンで3度にわたる放射線療法を行い、医師から完治宣言を受けたものの、その後短期間でガンが腹膜に播種し、すぐに死亡した27歳の女性の症例などもあります。

放射線療法はガンのえさとなる活性酸素をわざわざ作り出すものです。それゆえ副作用はけっこうあるのです。放射線療法なら安心などと勝手に思い込むのは非常に危険です。

長生きするための知恵

8

薬の服用は自己判断で止めていい 飲み続けると身をほろぼす

「医療用医薬品は処方箋どおりに服用するべきで、病気が回復しても医師の診断なしに勝手に止めてはいけない」

そう思い込んで、必要はないのに薬を飲み続けている人が意外にたくさんいます。自分で自分の体が元のように回復したと感じるのなら、薬の服用は医師の指示がなくても止めていいのです。というよりも、むしろ早く止めるべきなのです！（ただし心臓病薬やパーキンソン病薬のような例外もある）

医療用医薬品に限らず、どんな薬も人間の体にはある種の「毒」であることを肝に銘じてください。なぜすべての薬が毒なのか。薬というものは基本的に無機化合物でありますが、内容的には酵素阻害剤を利用して効果を発揮するものばかりだからです。すなわちどんな薬でも酵素阻害剤といえます。その意味では薬は添加物や有害金属（鉛、水銀、ヒ素、カドミウム）、残留農薬などと変わりません。それゆえどんな薬でも副作用が起こるのです。

薬は「クスリ」と読みます。では、逆から読むと何でしょう？　医者は「イシヤア」です。さて、逆から読むと何でしょう？　医師が処方した薬だからと全面的に信用し、飲み続けるのは大きな間違いなのです。

長生きするための知恵 9

風邪薬はいらない
解熱剤は免疫力を低下させる
腸を整えさえすれば
誰でも風邪をひかない体になれる

「たかが風邪ぐらい、市販の風邪薬を飲んで治せばいい」と考えていませんか？

確かに薬を服用すれば、風邪の症状は和らぐでしょう。しかしだらだらと長引くことは間違いありません。解熱剤など飲もうものなら酵素活性が弱まり、免疫力が低下するためますます長引いてしまうのです。

高熱は体の酵素を活性させて汗を出し、治癒に導く自然の摂理なのです。むしろ薬を飲むことで体に余計な負担をかけていると認識してください。

風邪薬を飲まなくてもいい方法がひとつあります。それは風邪をひかないことです。風邪は、腸の中が腐敗して免疫力が低下しているとひきやすくなります。腸管粘膜には大腸・小腸合わせて80％もの免疫系が集まっています。逆にいうと、腸が正常に機能していれば免疫力も高まってウイルスや細菌などから身を守ることができるため、風邪をひきにくくなるのです。もう少し具体的にいうと、小腸に乳酸菌、大腸にビフィズス菌が多くなればＮＫ（ナチュラルキラー）細胞は極めて活性化し、風邪など決してひかないのです。

風邪をひかない体を根本からつくる、そのために腸を整えるようなライフスタイルを実現する。本当に健康になりたいなら、こうした考え方にチェンジし、実行しましょう。

長生きするための知恵

10

降圧剤はアルツハイマー病の一因
脳出血で突然死の危険も

高血圧の基準は１９９８年頃までは１６０／95 mmHg 以上とされていました。さらにいえば、年齢＋90とまでいわれていました。しかし２００８年にはなぜか１３０／80 mmHg を基準値と考えても良いという指導がなされました。高血圧の基準値が下がったことで、高血圧の患者は急増。それに伴い、降圧剤の売り上げも4倍増。その結果、誰が得をしているのか。「薬」には常にビジネスが絡んでいるのです。

また、降圧剤は副作用が強い危険な薬です。１９９２年から１９９８年にかけて行われた比較試験では、降圧剤を服用していないほうがガンの罹患率が少ないし、死亡率も少ないという結果が出ています。また、降圧剤は基本的に血流を悪くします。降圧剤服用者に脳出血による突然死が多いのは、このことと無関係ではないでしょう。アルツハイマー病も脳の血流が悪くなることで起きやすくなるもの。２００８年に日本のアルツハイマー病は２０８万人でした。それが２０１２年に４６２万人にはね上がったのは、降圧剤服用者の急増が背景にあると考えておかしくはないでしょう。そんな背景もあってか、２０１４年には急に血圧の基準値が１４７／84 mmHg にまで上がったのです。アルツハイマー病の原因が降圧剤にあると、国も認めているからではないでしょうか？

長生きするための知恵 11

凄まじい副作用の
ステロイドホルモン剤
最悪の副作用は突然死

気管支喘息や、膠原病、悪性腫瘍などの難治性疾患の治療などに用いられるステロイドホルモン剤。急激な炎症に対して1回だけ使用するのなら副作用の心配はそれほどないといわれていますが、長期間にわたる投薬は危険極まりありません。なぜならステロイドホルモン剤の最悪の副作用は「突然死」だからです。私のクリニックに喘息の治療で通っていた50代男性がこんな話をしていました。「35歳のときに喘息で大学病院に通院し、同年代の喘息患者６人と交流をもつようになった。しかし彼らはみんな40代で亡くなってしまった」。聞けば、６人全員が気管支拡張剤とステロイドホルモン剤を服用していたそうです。この男性だけが、ステロイドホルモン剤を飲むのがいやで服用していなかったのです。

ステロイドホルモン剤を服用すれば、喘息は一時的に鎮まります。しかし自分自身の体内に存在する副腎皮質ホルモン（ステロイドに属するホルモン）は逆に弱まります。そのため免疫力は極めて低下します。死に至らずとも、ムーンフェイス（満月様顔貌）、バッファローハンプ（野牛肩）、高脂血症、易感染性、胃潰瘍、骨粗鬆症、白内障、水虫（真菌感染）、帯状疱疹など、凄まじい副作用の可能性に満ちています。早く死ぬために飲むくらいなら、そんなものを飲まずに根本から治す手はいくらでもあるのです。

長生きするための知恵

12

胃潰瘍に抗生剤はＮＧ
あらゆる病気を招く元になる

「胃が悪くなったら胃薬、胃潰瘍になったら抗潰瘍剤を服用すれば良くなる」

この認識は間違っています。そう信じて薬を飲み続けると、後々大変なことになります。抗潰瘍剤には、胃の動きを抑制する働きがあります。そのため胃酸が薄まり、胃潰瘍は改善します。ここまでは良いのです。しかしそこからが大問題です。長期間にわたり抗潰瘍剤を服用し続けると胃のpH値が上がって胃酸がさらに薄まり、胃の中で消化不良を起こすようになります。消化不良は胃の中を腐敗させ、悪玉菌のピロリ菌を増加させます。その結果、胃潰瘍が悪化したり、胃ガンを起こすケースが非常に多くなります。

そこで病院に行くと、今度は潰瘍剤に加えて抗生剤を処方されます。抗生剤は悪玉菌を殺しますが、同時に善玉菌も殺します。その影響は腸にまで及び、小腸・大腸の日和見菌を腐敗菌に変化させます。腸が腐敗菌でいっぱいになれば、アミン類（アンモニア群）が増加します。このアミン類があらゆる病気の元凶であり、健康にとって最も重要な腸管免疫を著しく低下させます。そして再びピロリ菌は出現してきます。悪循環を起こすのです。そんなことをするくらいなら始めから生きた乳酸菌を投与すれば、ピロリ菌を簡単に除菌でき、かつ健康になれるのに、と思わざるを得ません。

長生きするための知恵

13

うつ病は薬では治らない
治すにはまず腸から

厚生労働省の発表によると、日本で精神疾患のため医療機関にかかっている患者数は２０１２年に３２０万人を超えたといいます。精神疾患にはさまざまな病気がありますが、中でもとくに多いのがうつ病です。

うつ病は心の病と捉えられがちですが、何より問題なのは「腸」です。脳腸相関といって脳と腸はつながっており、ストレスがひどいと腸が真っ先に悪くなります。逆に腸の具合が良いと脳も正常に機能して、幸せホルモンと呼ばれるセロトニンが活性化するということがわかっています。よく、うつ病は「心」の病気といわれますが、「心」＝「腸」。うつ病は腸からの病気です。また、怒りの慣用句に「腹がたつ」、「腹わたが煮えくり返る」、「腹にすえかねる」など、「腹」という字が多く使われるように、腸は脳を支配しています。腸を良い状態に保てば、脳（心）の状態も良くなります。しかも全身の95％のセロトニンが、なんと小腸から分泌されていることがわかってきました。腸を良くすればセロトニンもたくさん分泌される。つまり腸を良くすればうつ病にならないと考えて良いのではないでしょうか。うつ病の治療には抗うつ剤投与が主流ですが、副作用のリスクは甚大です。それよりもまず腸を整えれば、安全かつ確実な治療ができるのです。

長生きするための知恵
14

コレステロールは必要な栄養素
問題なのは酸化した悪玉コレステロール
ただ低下剤で数値を下げても意味がない

「コレステロール値は低いほうがいい。だからちょっとでもコレステロール値が高いなら薬を飲まなくちゃ！」

そう思い込んでいる人に私は断言します。「とんでもない！　大間違いだ‼」。そもそも、コレステロール値は低いほうがいいという認識が誤っています。

コレステロールは、細胞膜を形成するために欠かせない材料（ラフトという重要な素材）であり、男性ホルモン（アンドロゲン）や女性ホルモン（エストロゲン）、黄体ホルモン、胆汁酸、ビタミンDの原料でもあります。コレステロールが低いとこれらが減ります。そのほうが体にとっては大問題です。コレステロールは本来体に必要な栄養素なのです。

体に悪影響を及ぼすのは、酸化したLDLコレステロール（悪玉コレステロール＝sdLDL）です。問題なのはコレステロールそのものではなく、酸化、つまり活性酸素です。

高コレステロール血症（高脂血症）患者数は年々増加し、メバロチンなどコレステロール低下剤の売り上げは仰天するほど伸びています。しかしコレステロール値をただ下げても、薬害リスクがつきまとい、根本から健康になれるわけでは決してありません。薬を飲まずとも食物繊維をたっぷり摂れば、過剰なコレステロール値は自然に下がります。

長生きするための知恵

15

パーキンソン病は薬を飲むな
飲まないほうが根治できる

パーキンソン病は、脳から送られる神経伝達物質がうまく筋肉に伝わらないことから、日常のさまざまな動作に支障をきたす病気です。その神経伝達物質「ドパミン」は中脳の黒質という部分にあり、体を動かす機能を調節しています。パーキンソン病はこの黒質の神経細胞が減少し、ドパミンが分泌されなくなるために起こります。

そこでパーキンソン病の治療では、Ｌ‐ＤＯＰＡ製剤などによってドパミンを補充する薬物療法が主流です。この治療法は当初は効果があるのですが、薬の服用が長期にわたると突然効かなくなるケースが多々あります。そこでさらに薬を増量すると効果が薄まり、再びふるえが強くなるなど、症状がさらに強くなり、にっちもさっちもいかなくなります。

長期にわたる薬の服用は、自身の脳の黒質をますます萎縮させます。たとえ少しではあっても分泌されていたドパミンはますます出なくなります。先に述べたステロイドホルモンによる副作用のように、突然死を招く可能性も高くなります。もしあなたがパーキンソン病にかかったなら薬は絶対に飲まないでほしいと私は強く願います。最初に薬を飲まないほうが根治できる可能性はあります。ドパミンは腸を良くすれば分泌されるからです。ただし、一度でも薬を飲んだ場合は、もう止めてはだめですので注意してください。

長生きするための知恵

16

インフルエンザワクチンは危険
重篤な副反応が出ることもある

毎年冬を迎える前に予防接種をして安心している人は多いようですが、さて、あなたはインフルエンザワクチンがどれほど危険なものかご存知でしょうか？　インフルエンザワクチンの主な成分の中には、次のように危険な可能性をもつものがあります。

・チメロサール（保存料で、バイアル製剤のものには水銀が含まれる）
・卵タンパク（鳥インフルエンザウイルスが含まれる可能性あり）
・ゼラチン（過敏症の人にアレルギー反応を起こさせる可能性あり）
・ポリソルベート80（アナフィラキシーを含む激しいアレルギー反応を引き起こす可能性あり）
・トリトンX１００（非イオン性界面活性剤）
・ゲンタマイシン（抗生物質）

実際、インフルエンザワクチン接種後に、ギラン・バレー症候群、急性脳症、急性散在性脳脊髄炎、けいれん、肝機能障害、喘息発作、血小板減少性紫斑病などの副反応が起きたという報告もあります。ワクチンに頼り過ぎは禁物です。インフルエンザワクチンは接種して良いことは何もありません。腸を良くすればインフルエンザなどかからないからです。

長生きするための知恵

17

子宮頸ガン予防ワクチンはナンセンス
接種する必要はまったくなし

２０１３年6月、厚生労働省は子宮頸ガン予防ワクチンの定期接種を積極的に勧奨することを一時的に中止しました。ワクチン接種後に重い痛みを訴える女性が相次いだためですが、その後の専門家による検討会では「痛みはワクチンの成分が原因ではない」という見解にまとまったといいます。それを受けて定期接種の勧奨を再開しようとしているというから驚きです。これはとんでもないことです！

子宮頸ガン予防ワクチンは、そもそもまったくナンセンスな存在なのです。なぜなら、子宮頸ガンの原因がヒトパピロマウイルス（ＨＰＶ）でないことは、すでにアメリカの最先端レベルの実験で判明しているからです。

子宮頸ガン予防ワクチンを接種したからといって、将来子宮頸ガンにならないという保証はまったくありません。それなのにワクチンの副反応によって日常生活に支障をきたすほどの痛みが続くなど、ワクチンを接種することによって起こるダメージは想像以上に甚大です。女性の皆さん、自分の身体を本当に守りたいなら、決してワクチンを打つべきではありません。ワクチンよりも腸内環境を整えるなど自分自身で体内のケアに力を入れたほうが、何百倍も子宮頸ガンを防ぐ効果はあります。

長生きするための知恵

18

解熱剤でウイルスや菌は逆に繁殖
ひどい場合は病気が悪化することも
一時しのぎではなく根本からの解熱を

風邪をひくなどして高熱が出たときに解熱剤を服用すれば、確実に熱は下がります。しかし効果があるのはあくまでも熱に対してだけで、しかも一時的な効果しかありません。病気の根本的な原因であるウイルスや細菌は逆に繁殖するため、ひどい場合は病気が悪化することもある。その事実を忘れてはなりません。とくにインフルエンザにかかった小学生以下の子供の解熱剤は要注意。ロキソニンやアスピリンなど成人向けの解熱剤を服用した子供にインフルエンザ脳症の発症率が高いことが判明しています。

そもそも病気をしたときになぜ39℃前後もの高熱が出るかといえば、熱によって体の中の酵素の力を最大限に発揮して、ウイルスや細菌を撃退しようとする体本来の働きがあるためです。酵素が最も強く働く温度は50℃。その酵素の力を高めようと発熱しているので、解熱剤で熱だけを下げてしまうと、ウイルスや細菌に対する酵素の力が弱まってしまうのです。高熱が出たときには、額に氷嚢を当て、頭を水枕にのせ、足を湯たんぽで温めながらよく寝る、あるいは足湯（P208～209参照）をした後に布団を頭からかぶり寝ることが一番です。汗をたくさんかくことで、解熱剤に頼らなくても自然と熱は下がります。同時にウイルスや細菌も退治することができ、回復も早くなります。

長生きするための知恵

19

減塩のし過ぎは病気を招く
高血圧と塩分は無関係

「塩分の摂り過ぎは高血圧の元！」と、普段の食生活で減塩に努めている人は多いと思います。でもそれは健康にとって、決して正解ではありません。血圧に関係しているのは塩分ではなく、過剰な活性酸素です。

塩にも「良い塩」と「悪い塩」があり、問題は「悪い塩」を多く摂ることなのです。

良い塩とは、塩田から採取された純粋な天然塩などを指します。こうした塩は天然のミネラルやマグネシウムを豊富に含み、大変還元力があるため人体に有益な作用をもたらします。本当に良い塩とは還元力のある塩なのです。

一方、悪い塩とは、天然塩を人為的に加工した「精製塩」などを指します。精製塩は微量ミネラルを取り除いた天然塩を溶解して結晶状にしたもので、99％以上が塩化ナトリウムで構成されています。こういった塩は極めて酸化しやすいのです。

体にとって本来は必要なミネラル分が排除され、ほぼ塩化ナトリウムだけでできた塩は酸化力が強く、体にさまざまな悪影響を及ぼします。逆に良い塩を摂れば、不足しがちなミネラルを補うことができ、病気予防につながります。つまり、減塩することよりも、塩の選び方のほうが健康のためにはより重要なのです。塩の選び方は、第4章で説明します。

健康生活のヒント①

「脚のボコボコ」は便秘が原因

下肢静脈瘤ができた脚を見たことはありますか？

ふくらはぎやすねなどに血管がボコボコふくれていたり、浮き出て見えるのが下肢静脈瘤の典型的な症状です。

実はこの「脚のボコボコ」の原因、意外かもしれませんが食物繊維不足による便秘にあるのです。

下肢静脈の静脈弁は、弁によって血液を下から上への一方通行で流しています。ところが便秘をして腹圧が強くかかると、静脈弁はその腹圧に耐えかねて血液が逆流します。すると脚の下のほうに血液がたまり、静脈がふくらんでボコボコしたこぶができるのです。

下肢静脈瘤はもともと男性よりも女性に多いのですが、そのうえ女性は便秘をしやすい傾向も強いもの。下肢静脈瘤を防ぐことは、便秘になりにくい体質に近づけていくということでもあります。

そのためには不溶性食物繊維を積極的に摂ることです。不溶性食物繊維をたくさん摂ると腹圧がかかりにくくなります。その結果、下肢静脈瘤の予防だけでなく、大腸憩室症や痔、鼡径ヘルニア、頭痛なども防ぐことができるなど体にとって多くのメリットが得られます。

第2章　健康の常識のウソ

長生きするための知恵
20

病気のときこそ
栄養をつけてはいけない

「栄養をたっぷり摂って、体力つけてね」。病気の人に対して、あなたはこんなお見舞いの言葉をかけていませんか？　また、自分自身でも「病気のときはたくさん栄養を摂るべきだ」などと思い込んでいませんか？　あるいは医師から「体力をつけるためにも栄養を摂るように」と病気のときに指示されたことがある人も多いかもしれません。

しかし、これは大間違いです。むしろ、何も食べない「断食＝ファスティング」を行ったほうが、体のためなのです。

病気をしているときの体内は毒素で汚れきっています。この毒素だらけの状態をもとのきれいな状態に再生させることが、病気を治すということです。そのためには解毒や排泄などの代謝活動を活発にさせることが欠かせません。代謝活動に必須なのが体内酵素です。しかし体内酵素は、栄養を摂れば摂るほど、食べ物の消化や吸収のために浪費されてしまいます。

だからこそ、病気のときにはファスティングが有効なのです。体内酵素の浪費を防ぎ、酵素を代謝活動に回すことでデトックス作用が高まり、回復が促進されます。もし栄養というならビタミンやミネラル、ファイトケミカルの多いものこそ、必要なのです。

もっと知りたい「病気のときの栄養」

正岡子規の間違いだらけの食事

【朝】粥４椀、ハゼの佃煮、梅干（砂糖漬け）
【昼】粥４椀、鰹の刺身一人前、かぼちゃ一皿、佃煮
【夜】奈良茶碗飯４椀、なまり節（煮て少し生も）、茄子一皿
【2時過ぎ】牛乳1合ココア交ぜて、煎餅、菓子、パンなど10個ばかり
【昼食後】梨ふたつ　【夕飯後】梨ひとつ

これは、明治時代に俳人・歌人として活躍した正岡子規の日記『仰臥漫録』に記されている、ある1日の食事記録です。この日記が書かれた当時、子規は脊椎カリエス（結核性椎炎）で病床に伏していました。

そうです、ほぼ寝たきりの病人であるにもかかわらず、これだけの食事量を摂っていたのです。もちろん、この1日だけではありません。子規は大の甘党だったようで、ほぼ毎日のように菓子パンや餅菓子などを間食で摂っているのです。

「栄養を摂ることこそが病気を治す道だ」という考えがあったのかもしれません。しかし子規自身が「痩骨をさする朝寒夜寒かな」と詠んでいることからもわかるように、どんなに食べても栄養やカロリーが身につくことはなく、子規はどんどんやせ衰えていきました。そして35歳という若さでこの世を去ったのです。

健康な人間でも、このような高カロリー、高たんぱく、高脂肪、高砂糖、高精白の食生活を続けていたら腸が腐敗しかねませんが、病人であればなおさらです。腸が腐敗すれば、食べたものの消化や吸収のために、限りある体内酵素が消費されてしまいます。その結果、代謝酵素が働かなくなり、解毒や修復ができなくなって体はどんどん弱っていくのです。

ちなみに子規の看病にあたった母親と妹は、一汁一菜の質素な食生活を送っていたそうですが、健康で長寿をまっとうしたといいます。

いかに食べ過ぎが体に悪いか、食べ過ぎないことが体に良いか。そのことをこのエピソードが教えてくれています。

長生きするための知恵

21

睡眠は「質」より「量」
眠ってる間に酵素がチャージ
夜型人間は病気になりやすい

「睡眠時間が短くても、その分熟睡できれば体には何の問題もない」。このように、睡眠は「量」より「質」と考えている人は多いようです。もちろん「質」も大切ですが、健康のためには「量」が非常に重要です。というのも、睡眠は酵素が生産される時間だからです。眠っている間に、翌日の消化や代謝に使われる1日分の体内酵素がチャージされているのです。どんなに熟睡しても、睡眠時間が足りなければ十分に酵素はチャージされません。

より効率よくチャージするためには、午前0時前に眠りにつくことです。人間の体には生理リズムがあり、1日の中で午後8時から午前4時までが体の「吸収と代謝」に当てられる時間帯です。この時間帯内に睡眠を十分とることで新陳代謝がより活性化し、免疫力が高まります。逆にいえば、夜間に起きて活動していると新陳代謝が滞って免疫力も低下し、病気になりやすくなるということです。根本的な理由としてはホルモンが体内時計に従って分泌されているからです。小腸に乳酸菌（善玉菌）の多い人ならば、起床後朝日を浴びるとセロトニンが活性化します。夜になるとこのセロトニンがメラトニンという睡眠ホルモンに変わるため眠くなるのです。午後8時や9時に眠るのは無理でも、せめて午前0時までには眠ることができるようなライフスタイルを目指しましょう。

長生きするための知恵

22

紫外線は体に悪いはウソ
むしろ浴びないほうが体に悪い

「紫外線は色黒やシミ・そばかすはもちろん、皮膚ガンの原因にもなるので一年中日焼け止めクリームを塗るべき！」。このように紫外線を悪者だと考えている日本人は多く、とくに女性は美容の面からも紫外線を警戒している人が多いようですが、間違っています！まず、日本人をはじめとする有色人種は、白色人種に比べて紫外線の影響が少ないということが多くの調査で判明しています。実際、日本は韓国やタイと並んで世界でも最も皮膚ガンの少ない国のひとつなのです。

むしろ、日焼け止めクリームなどを塗って紫外線を防御することが、健康を妨げる一因となっている。そのことに目を向けるべきです。たとえば、強力な抗酸化物質のひとつである「ビタミンＤ３」は紫外線が皮膚に吸収されることによって、皮膚にあるコレステロールが転換して生成されます。日焼け止めクリームなどで保護すると、紫外線が吸収されないためビタミンＤ３も生成されなくなります。その結果、体の中に活性酸素がたまって細胞を傷つけ、老化現象や病気を引き起こす可能性が高まるのです。また、紫外線を浴びて皮膚ガンになるのは肉ばかり食べている人に多いということがわかっています。肉食中心で生野菜を食べなければ、日光に当たろうが当たるまいが病気のリスクは高まります。

長生きするための知恵　23

食べてすぐ寝ると胃が悪くなる
胃ガンにも要注意

「食べてすぐ寝ると病気の豚になる」。これは私が詠んだ現代のことわざです。というのも、人間の胃の中では消化酵素がほとんど分泌されていません。胃に存在している消化酵素はペプシノーゲンというたんぱく質分解酵素の前駆体のみ。このペプシノーゲンは胃に物が入り、胃のpH5.5から1.5の強酸性になったとき（ちなみに胃に物がないときのpHは5.5）にペプシンというたんぱく質分解酵素となり、たんぱくを溶かす作用をします。ところが食べてすぐ眠るとpHは1.5まで下がりきりません。そしてペプシンも出なくなりたんぱく質の消化は悪くなります。

しかも炭水化物消化酵素のアミラーゼや脂質消化酵素のリパーゼは胃には存在していません。つまり食べてすぐ眠るとなると胃の酵素活動は極めて悪くなるのです。そんな胃の消化の多くは強酸性の塩酸によってのみ行われますが、pHが高いとそれも弱くなります。

食べてすぐ眠ってしまうと結局あらゆる消化活動が悪くなるのです。炭水化物も脂質もたんぱく質も消化はほとんどできないということになります。その結果、胃には腐敗菌の代表のピロリ菌が出現してきます。このピロリ菌からアンモニアが出現して、胃炎をはじめとするさまざまな病気を引き起こす原因になります。胃ガンもそこから起こります。

長生きするための知恵

24

少しの放射線でも危ないというのはＤＮＡが発見される前の古い考え微量ならむしろ体に良い

「放射線は危険。放射線を浴びたら被曝して、いずれガンになる！」

そう思い込んで、どんなに微量な放射線でも排除しようとする人がいます。もちろん、大量の放射線を瞬時に浴びれば体に影響は出ます。しかし、ＤＮＡには修復能力があり、毎時10ミリシーベルトまでならＤＮＡは完全に修復するといわれています。わずかな放射線でもＤＮＡが破壊されるというのは、ＤＮＡ修復能力がわかるまえの古い考えに基づくものなのです。

そもそも私たちのまわりには常に太陽や地表、建物や空気などから出ている自然放射線が飛び交っていて、完全に排除することなど不可能です。人は誰でも地球上で生きている限り被曝していて、その被曝量は1年間の世界平均値で2.4ミリシーベルトあるといいます。世界にはその何倍もの自然放射線量の地域がありますが、とくに目立った健康被害がないどころか、むしろガンになりにくく長寿の人が多いという調査報告もあるのです。

放射線にはホルミシスという現象があり、微量であれば病気の予防や治療に対する効果がある。その研究はすでに世界各国で行われています。上手に利用すればより健康で長生きできる可能性がある。それが放射線の真実なのです。

もっと知りたい「放射能」

放射線被曝＝ガンとは決していえない

温泉大国、日本。単純温泉、二酸化炭素泉、塩化物泉など、国内の温泉にはさまざまな泉質がありますが、「放射能泉」もそのひとつです。「えっ、放射能!?」と思う方もいるかもしれませんが、ラドン温泉、ラジウム温泉という呼称にはなじみがあることでしょう。

たとえばラジウム温泉で有名な秋田県の玉川温泉には、リウマチを含む神経系統の疾患、高血圧など循環器系統の疾患、脊髄性および脳性小児麻痺、貧血症、皮膚病、さらには細胞の活性化による若返りなど多くの効能・効果があるといいます。

ラジウムといえば、２０１１年10月に東京都世田谷区の木造民家の床下から毎時６００マイクロシーベルトという高線量のラジウムが発見されて話題になりました。その民家で50年間暮らしていた女性（当時92歳）の、50年間の積算継続線量は９０００ミリシーベルトもあったといいます。しかし当時発行された週刊誌の記事によれば、その女性は健康で、50年間病気もほとんどしたことがなかったそうです。もちろんガンになったこともありません。

台湾でも同じようなことがありました。１９８２年に完成した１７００戸もの巨大マンションの鉄筋コンクリートに、コバルト60という放射性物質が混入されていたことが、10年後の１９９２年に内部告発によって発覚したのです。その後調査したところ、年間で平均72.９ミリシーベルトの放射線がすべての壁から検出され、最も多い場所では５２５ミリシーベルトもありました。しかしそれだけの放射線を浴び続けていたにもかかわらず、その10年の間に住民の中で新たにガンにかかった人は皆無だったそうです。約１万人もの人が住んでいる中で、このような調査結果が出たことには非常に驚かされます。

これらはごく一部の例ですが、しかし「放射線被曝＝ガンになる」とは決していえないことはよくわかると思います。

ただ放射線を恐れるのではなく、「微量の放射線は人体に良い影響を与える＝ホルミシス」ということに、もっと注目するべきなのです。ホルミシスの活用法については２１０～２１１ページで説明します。

長生きするための知恵

25

万病の元は腸にあり
腸の免疫力をあなどるな

細菌やウイルスが侵入しないよう抗体を作って体を保護する。そういう免疫システムが私たちの体にはもともと備わっています。

では、その重要な免疫システムを担っているのは体のどの部分だと思いますか？

答えは「腸」です。免疫細胞のひとつであるリンパ球が、小腸には全身の70％、大腸には10％、計80％が腸に集中しています。この腸の免疫システムを「腸管免疫」といいます。

食べた物は腸管を通って栄養が体内に取り込まれます。その際に有害物質や異物が入り込まないように機能するのが腸管免疫ですが、この免疫力が低下すると細菌やウイルスを処理しきれなくなり、食中毒やインフルエンザ、風邪などの病気を引き起こしやすくなります。さらに腸内が腐敗するとアンモニアが発生し、それは即、消化器系に障害を起こします（胃炎、大腸炎、食道炎、胆のう炎、膵炎、ほか）。また少なからず吸収され、肝臓である程度その毒性は弱まりますが、血流に乗って全身に流れ、活性酸素だらけになることもわかってきています。これらのアンモニア群はＢＢＢ（血液脳関門）を通り、脳に悪影響を及ぼすことも知られています。全身に障害を起こす大元はアンモニア群なのですが、その出発点は腸からといって過言ではありません。腸を良い状態に保てば病気は治るのです。

長生きするための知恵 26

便秘は体を腐らせる
毎日大量に出さなくては意味がない

「3日以上排便がなければ便秘。私は2日に1回は排便しているから便秘ではない！」

このように自分なりの便秘の基準をもっている人は少なからずいるようですが、とんでもありません。もし2日に1回の排便で今現在は健康を維持できているとしても、早晩病気になることは間違いありません。その理由は、1日でも便を出さないと腸の中は加速度的に腐敗菌が増多し、腐敗便となっていくためです。

排便の量も肝心です。毎日400g以上排便している人の便の組成は約50％が腸内細菌とされますが、一方1日150g前後の人の便の組成における腸内細菌は20％以下だといいます。つまり、便量の少ない人の腸には排泄されない腸内細菌が悪玉菌となって残りやすいということです。そもそも腸の腐敗は、大腸に停滞した過剰アミノ酸や不消化たんぱく質を悪玉菌が分解することで起こります。この分解によってアミノ酸代謝産物の窒素残留物（アミン類）が出現し、その有害物質が腸から吸収されて血液を汚すという負のスパイラルに陥っていきます。

たかが便秘と決してあなどるなかれ。腸の腐敗は、全身の病気を招く実に恐ろしいものなのです。

もっと知りたい「便」

毎日排便できていない人は今すぐ食生活の見直しを

自分の便の状態から、自分の免疫力や腸の状態をチェックすることができます。良い便、悪い便の目安は次のとおりです。

〈良い便〉
・量が多い（300～400gが理想）　・太くて長い
・黄色に近い色　・臭いが少ない
・切れが良い　・やや水に浮く　・他人に見せてもOKと思える

〈悪い便〉
・量が少ない　・ちぎれちぎれ　・茶褐色や黒褐色　・悪臭
・切れが悪い（何度もふきとる必要がある）　・水に沈む
・とても他人には見せられない

悪い便に心当たりが多い人は、腸内環境が悪化し、免疫力が低下しているサインです。また、おならがくさい人も要注意。本来、おならはほぼ無臭です。おならの主成分である窒素、水素、酸素、二酸化炭素、メタンにはほとんど臭いがないのです。しかし便秘や消化不良によって腸内が腐敗すると、悪玉菌によってアンモニア、硫化水素、インドール、スカトール、ガダベリン、モノアミンといった悪臭物質が作り出されるのです。

１回の排便の量は多いことが望ましいのですが、２日に１回まとめてたくさん出すよりも、少しずつでいいから毎日必ず出すことのほうがより重要です。

便秘をしないための食事のポイントなども追々述べていきますが、便の状態が悪い、毎日排便できていないという人は今すぐ食生活を見直してください。

肉や牛乳、砂糖菓子、加工食品など酸性に偏った食生活を送る人ほど腸の悪玉菌が繁殖しやすくなるということを覚えておきましょう。

長生きするための知恵 27

20時以降は食べてはいけない
酵素を無駄遣いするだけ

60～61ページでも簡単に触れましたが、人間の体には生理リズムがあります。これはアメリカで生まれた「ナチュラル・ハイジーン（自然の法則に基づいた生命科学の理論）」に基づく考え方で、次の３つの時間帯に分けられます。

①4時～正午　「排泄」の時間
②正午～20時　「栄養補給と消化」の時間
③20時～4時　「吸収と代謝」の時間

これは酵素栄養学的にも理にかなっており、体内酵素を上手に生かすためにもこの生理リズムに沿った生活を送ることはとても重要です。

とくに20時以降に食事を摂らないことは、できるだけ徹底してほしいルールのひとつです。本来は吸収した栄養素を代謝するための時間帯であるのに、食事を摂ると消化酵素が非常に激しく消費されてしまいます。その結果、酵素をほかに使う余裕がなくなり、病気にもなりやすくなります。

64～65ページでも触れたように、胃の消化酵素はただでさえ元々少ないのです。20時以降は胃をゆっくり休め、自然な代謝を促すよう努めてください。

長生きするための知恵

28

肥満は長生きできる条件ゼロ 寿命を縮めるだけ

健康で長生きしたい。それは誰もがもつ共通の願いです。長生きするためには次の３つの説について知っておく必要があります。

1. 酸化ストレス説　活性酸素によって人間の体は酸化したり老化して病気になるという説。酸化をいかに防ぎ、還元させるかが、寿命を伸ばす鍵。

2. テロメア説　細胞分裂には限界があり、約50回で寿命が尽きるとする説。細胞分裂が早いほど短命になる。

3. 老化遺伝子説　老化を促進する遺伝子Ｄａｆ２（ダフツー）、寿命を延ばす遺伝子Ｓｉｒ２（サーツー）によって老化がプログラムされているという説。

このいずれの説にも太刀打ちできないのが肥満です。

「1. 細胞が太りに太って細胞内部は活性酸素だらけになる」「2. 肥満者は、そうでない人に比べて10倍も細胞分裂が速い」「3. 長寿遺伝子Ｓｉｒ２は肥満者ではまったく活性化しない」など、肥満には長生きできない条件がそろっているのです。さらに脂肪細胞からは糖尿病やガン、血栓、高血圧の元となるサイトカイン（生理活性物質）も発生。肥満の怖さ、おわかりになりますよね？

長生きするための知恵

29

寿命は運命ではない
体内バッテリーで決まる

人間も動物も植物も、生きているものは皆、だんだん老化してやがて死に至ります。しかしその寿命の長さには個人差や個体差があります。寿命には生命力の強さや運の強さなどが関係している部分も確かにあるかもしれませんが、長生きするうえでより重要なのは、私たち一人ひとりの体にある「体内バッテリー」の存在です。

私たちが普段何気なく行っているまばたきや会話、食事、そして食べた物を消化し、排泄すること……。こうしたエネルギーの産生や細胞の再生、組織の修復、有害な毒素（老廃物）の排泄は、すべて酵素の力によって成り立っています。そう、酵素はすなわち体内バッテリーの役割を果たしているのです。

この酵素は一日一定量だけ生産され、年齢とともに減っていきます。つまり、一生で一定量しかないともいえます。たとえば携帯電話のバッテリーは長期使用するうちに充電される電気の量が少なくなりますが、体内バッテリーである酵素もそれと同じような状態になるのです。

だからこそ、バッテリーを無駄遣いしないような食生活やライフスタイルが必須です。その具体的な方法については第４章で説明します。

長生きするための知恵

30

日本人は二日酔いしやすい
分解酵素が基本的に不足

「お酒に弱い人、強い人の違いには酵素が関係している」

これは一般的によく知られている「酵素の常識」で、間違っていません。そしてもっというなら、日本人を含むモンゴロイド（黄色人種）は全体的にお酒に強くない傾向が強いのです。理由は「ＡＬＤＨ」という酵素の持ち合わせが基本的に少ないからです。

ＡＬＤＨは、二日酔いにも大きく関係しています。お酒を飲むと、アルコールは胃と小腸上部で吸収され、肝臓に運ばれます。すると肝臓にＡＤＨ（アルコール脱水素分解酵素）がアルコールをアセトアルデヒドと水素に変えます。アセトアルデヒドは悪酔いを引き起こす有害物質。それをＡＬＤＨ（アセトアルデヒド脱水素酵素）が無害な酢酸と水素に変えるのです。ここで完全にアセトアルデヒドを無害にすることができれば、二日酔いも防ぐことができます。

ところがＡＬＤＨの能力には個人差や限界があり、一般的な目安として体重60kgの人が分解できるアセトアルデヒドの量は1時間で7g程度（日本酒0.2合分、ビール大瓶1／3程度）。たくさん飲むほどアセトセルデヒドの分解に時間がかかり、翌日まで酔いを引きずることになるのです。飲み過ぎはまず厳禁と心得てください。

長生きするための知恵

31

食物繊維不足が慢性病を増加させる
糖尿病予防にはまず食物繊維を

「食物繊維は便秘予防にいい！」

このことは健康の常識としてすでに広く浸透しています。しかし、その割には日本人の食物繊維の摂取量は少ないのが現実です。厚生労働省の調査では、１９４７年に比べて、２００８年には約半分の食物繊維摂取量まで減少していることが判明しています。このデータが、糖尿病や高血圧症などの慢性病の増加につながっている可能性は否めないと私は考えます。

というのも、食物繊維の中でも水に溶ける性質をもつ「水溶性食物繊維」は、糖尿病・高血圧症・心臓病・脳血管疾患・高コレステロール血症・胆石症などに優れた効能を発揮するためです。

水溶性食物繊維の最大の特長は、粘り気をもつゼリー状であること。そのため、胃や腸で溶けた物を包み込んでゆっくり吸収します。糖も同じように時間をかけて吸収されるため、急激な血糖値の上昇やその後の急降下を防ぐことができます。さらにコレステロールや胆汁酸などを吸着して体外に排出する作用もまた、腸の善玉菌の餌になる点も見逃せません。こうした効果が慢性病予防につながります。

長生きするための知恵

32

よく噛まないと虫歯になる
脳の発達も滞る

食物繊維には水に溶ける「水溶性食物繊維」があることを前ページで説明しましたが、もうひとつ、水に溶けにくい「不溶性食物繊維」もあります。

不溶性食物繊維は、穀類や豆類、野菜、海老やカニの表皮などに多く含まれます。海藻やこんにゃく、里芋などに多く含まれる水溶性食物繊維に比べて糸状の長い筋が多く、噛み応えがあるのが特徴です。

この「よく噛む」という行為が、歯にとってさまざまな良い効果をもたらすのです。

・あごが発達して表情筋が鍛えられる
・噛み合わせや歯並び、発音が良くなる
・唾液の分泌が活発になり、虫歯予防につながる

さらに、食物繊維を多く含む野菜には歯や口の中をきれいにする効果があるため「清掃性食品」とも呼ばれ、虫歯や歯周病予防に適しているのです。

また、咀嚼回数が上がることは脳の発達やダイエット（食べ過ぎ防止）などにも絶大な効果があります。歯応えのある野菜や海藻類を積極的に取り入れ、一口最低30回は噛む習慣をつけましょう。

長生きするための知恵

33

「ストレスがガンの原因」は正しい
ガン以外にもあらゆる病気の元になる

「ストレスもガンの一因である」

これはウソではありません。まったくもって正しい健康の常識です。

強いストレスを感じ、緊張や興奮した状態が続くと、イライラしたり、自律神経のひとつである交感神経が優位になります。その際にストレスに抵抗しようと副腎皮質ホルモンが分泌されますが、そこに問題があります。なぜなら、副腎皮質ホルモンは合成・分解の際に活性酸素を発生させるからです。

これまでも度々説明してきたとおり、活性酸素は遺伝子を傷つけ、ガン細胞を発生させる大きな要因です。ガンだけでなく、老化やさまざまな病気を生み出す元になる活性酸素が、ストレスによって大量発生してしまうのです。

さらに40～41ページでも述べたように、ストレスを受けると内臓では腸が真っ先にダメージを受けます。ストレスによって腸の中が汚染され、さらなる病気につながる危険が高まります。逆に腸が健康であれば脳の状態も良くなり、ストレスを感じにくくなるという利点があります。脳のためにも、健康のためにも、腸内環境を整えることと、上手なストレス解消を常に心がけましょう。

長生きするための知恵

34

食べても太らない人は健康ではない 早く老けて病気がちになる可能性も

「食べても太らないなんてうらやましい！」

と、いつも羨望のまなざしで見られるような、「どんなに食べても太らない」体質の人は確かにいます。運動量が多く、摂取カロリーより消費カロリーが上回るような生活を送っているのであれば理想的ですが、とくに運動しなくても太らないというような場合には注意が必要です。

通常、食事で摂取した栄養分（炭水化物、たんぱく質、脂肪）は体内で消化吸収された後、解糖、クエン酸回路、電子伝達という段階を経て、ＡＴＰ（アデノシン３リン酸）という有機化合物になります。ＡＴＰは生命活動を行ううえで欠かせないエネルギー源ですが、食べても太らない体質の人は代謝が悪く、このＡＴＰの生成がうまくできていない可能性が高いのです。しかしエネルギーを作り出さなければならないのでたくさん食べる必要がある。このような人は「酸化体質」といえます。

ところが脂肪細胞から摂取カロリー分のエネルギーを放出してもＡＴＰ生成が効率良く変換できず、過剰な活性酸素に変換されてしまう。その結果老化が進行し、病気になりやすくなる……というのが「食べても太らない」人にあり得る危険なのです。

長生きするための知恵 35

タバコはアンモニア群の塊
毒素を吸うのと同じこと

「タバコは百害あって一利なし」

これはもう誰もが知っている常識中の常識ですが、それでも嗜好品としてタバコを止められないという人はまだまだ多いようです。しかし、忘れないでください。タバコを吸うということは、猛毒を吸うのと同じことなのです。

タバコの煙に含まれる発ガン性物質は60種類以上、化学物質は４０００種類以上に及びます。その猛毒の中で最も多いのは何とアンモニア群で、副流煙の45％も占めます。つまりこの煙を吸うということは大量のアンモニアを吸い、毒素を吸うことになります。これらの物質は肺や気管、咽頭などのガンを引き起こす直接的な要因になるだけでなく、腸の中の善玉菌を殺し、悪玉菌を増やします。腸内環境が悪化することで、うつ病や糖尿病、胃潰瘍、心筋梗塞などさまざまな病気につながります。

さらにタバコの煙は体内の活性酸素を増大させ、免疫システムを破壊します。ガン細胞やウイルス感染細胞を攻撃するＮＫ細胞の働きも低下させます。

そして絶対に忘れてはならないのは、タバコを吸わない周囲の人まで受動喫煙で健康を損なう可能性があることです。喫煙者のあなた、それでもタバコを吸い続けますか？

長生きするための知恵

36

夜食は太るだけではすまない 毒素をため込む元になる

「夜遅く食べると太る」。これはすでに健康の常識として定着していて、もちろん間違いではありません。しかし、ぜひ改めて知っておいてほしいことがあります。

それは、「太るだけではない」ということです。「夜遅く食べるという行為そのものが間違いである」ということです。

76～77ページでも述べたように、20時から明け方の４時までは「吸収と代謝」の時間です。代謝には「体の材料を作り合成するルート」と「不要なものを分解し排泄するルート」のふたつがあり、体内の再生や解毒、排泄、免疫力、エネルギーに密接に関わっています。

夜遅く食べると、食べた物を消化しようと消化酵素が働きます。しかし消化酵素だけでは間に合わないため、代謝酵素も消化酵素の援軍に回ります。その結果、代謝がおろそかになってしまうのです。では良く消化しているか？　となると、夜食の消化は極めて悪いこともわかっています。

代謝が悪く、十分なデトックスができない体内にはさまざまな毒素が蓄積されます。ただ単に太るだけではなく、体調不良や病気など健康に悪影響を及ぼすのが夜食というものなのです。

長生きするための知恵

37

ウォーキングでガンが防げる
日光を浴びながら歩いて効果倍増

世界癌研究基金（ＷＣＲＦ）と米国癌研究財団（ＡＩＣＲ）は、身体活動を上げること（運動）は、大腸（結腸）ガンのリスクを下げることは『確実』、また、閉経後乳ガン、子宮ガンのリスクを下げることは『ほぼ確実』という評価を２００７年に行っています。また、ガンにかかるリスクを下げるだけでなく、ガンにかかった後のガン死亡を防ぐ効果も運動にはある、という報告も近年では増えてきています。

運動にもさまざまな種類がありますが、日常的に取り入れやすく、運動が苦手な人でも無理なく行えるのがウォーキングです。外に出て日差しを浴びながら歩くことで、62～63ページでも触れたように体内で活性型のビタミンＤ３が生まれます。活性型ビタミンＤ３の大きな特長はガン予防効果があること。１日30分～１時間程度歩くことで、ガン予防に効果のある１日あたり４０００IUのビタミンＤ３を生成することができるのです。

歩くことで新陳代謝が良くなると、体内に蓄積された老廃物も汗となって排出されやすくなります。また、当然血流も良くなります。このように健康のために有効なメリットが、ウォーキングには数多くあるのです。ウォーキングのもうひとつの長所は、適度に疲れることです。そのおかげで熟睡が可能になるのです。

もっと知りたい「ウォーキング」

心臓に負担がかかるジョギングよりもウォーキング

１９７０年代後半～１９８０年代前半にかけて、アメリカでジョギングが大ブームになったことがありました。

火付け役となったのはジム・フィックスという人が書いた『奇蹟のランニング』（邦題）という本。当時、世界的なベストセラーとなった一冊です。

この本が売れに売れた理由としては、著者自身の体験がベースになっていることが大きかったと考えられます。というのもこのジム・フィックスさん、30代半ばで体重が１００kg以上もある肥満体だったのだといいます。そこで減量のために一念発起して毎日15㎞のジョギングをスタート。そして数ヵ月でなんと30kg以上の減量に成功したのです。

ジム・フィックスによるジョギング健康法は全米を中心とした多くの人々に支持され、彼は「ジョギングの神様」とまで呼ばれるようになりました。

ところが１９８４年７月、ジム・フィックスは日課のジョギング中に急死してしまったのです。死因は心筋梗塞。解剖結果では心臓の冠動脈硬化が大変進行していたといいます。

彼の死によって、「ジョギングは心臓に負担をかける場合がある。場合によっては死に至ることもある」ということが広く認識されるようになり、空前のジョギングブームは一気に衰退しました。

そこで人々が次に選んだのが、心臓に負担のかからないウォーキングだったのです。ウォーキングは運動が嫌いな人や高齢者などでもすぐに無理なく始めることができ、しかも安全であることも大きな利点です。

ここ数年、日本でもジョギングブームが続いていますが、本格的なスポーツとしてではなく日常的にできる運動として取り入れるなら断然ウォーキングです。自分のペースで毎日続けましょう。

長生きするための知恵

38

ガンはマイナスイオンに弱い
ガン細胞がつくられなくなる

緑豊かな場所を散歩したり、滝など水の豊かな場所を訪れたときに、気分が落ち着いてリラックスした経験は誰にでもあるはず。これは、空気中に含まれるマイナスの電気を帯びた物質「マイナスイオン」による作用のひとつと考えられています。森林や渓谷、滝など自然の多い場所には、マイナスイオンが多く存在しているのです。

マイナスイオンには次の主な４つの作用があります。

1. 自律神経の調整作用
2. 血液の浄化（血液サラサラ）作用
3. 抵抗力（免疫力）の増殖作用
4. 細胞の正常化作用

この４つの相乗効果によって免疫力が強化され、健康になることがわかっています。

さらに、マイナスイオンをもつ元素やマイナス水素イオンは活性酸素を吸着し、水分に変換させる作用があります。つまり、ガンを発生させる元になる活性酸素の消滅につながるわけです。

ガン予防のためにも、マイナスイオンのパワーを積極的に取り入れましょう。

長生きするための知恵

39

プラスイオンが老化を早める
原因不明の体調不良も引き起こす

頭が重い、イライラしやすい、めまいがしたり吐き気がする、よく眠れない、疲れがなかなかとれない……。

こうした「不定愁訴」に悩む人は多いもの。病院で診察を受けても原因となる病気はわからず、つらい症状を抱えたままの人も多いのではないでしょうか。

このような不定愁訴に悩む人が増えている背景には、プラスイオンが増加していることがあると考えられます。プラスイオンとは明確な科学的定義はありませんが、空気中に含まれるプラスの電気を帯びた物質（原子や分子、または分子の集団）を指します。

とくにプラスイオンを多く発生させる元となるのが、排気ガスなどの大気汚染、酸性雨、ごみ焼却時に出るダイオキシン、農薬や各種食品添加物、ホルムアルデヒドなどです。また、日用品に使用されている有機リン化合物や、パソコンなどもプラスイオンの発生源のひとつです。また加熱食は概ねプラスイオンです。とくに焼く、炒める、揚げるといった加熱食はＡＧＥ（糖化）を促進させ、強くプラスイオンになることが知られています。

プラスイオンは人体組織の細胞を酸化させ、自律神経を刺激して内分泌系や免疫、体液の循環作用を悪化させます。不定愁訴だけでなく、体の老化を早める存在でもあるのです。

長生きするための知恵

40

高層マンションは体に悪い
住むなら高層階より低層階

「見晴らしのいい部屋に住みたい」「高層階のほうが周囲の生活音も響かず、防犯性が高い」などの理由から、人気のある高層マンション。しかし、これから引っ越すのなら、高層階は選ぶべきではありません。『コワ～い高層マンションの話』などの著書のある東海大学医学部講師・逢坂文夫氏の調査によると、次のような結果が出ているといいます。

・小学校児童８００名を対象に行った調査（１９９４年）では、１～２階に比べ５階以上ではアレルギー性鼻炎の患者が１.25倍に増えていた。

・１９９８年～２００８年の10年間にわたり、横浜市在住の母親１９５７名を対象に行った調査（２０１０年）では、流産（死産も含む）経験の割合は１～２階は８.９%、３～５階は９.２%、６～９階は17.８%、10階以上は21.４%と上になるほど多かった。

さらに高血圧発症率も低層階より高層階のほうが高いというデータもあります。また、高層階は気圧の変化が大きく、汚れた空気が停滞しやすいという問題もあります。

現在高層階に住んでいて健康を害しているなら引っ越すのが懸命です。それが無理なら放射線ホルミシス効果をふんだんに使ったカーペットやシートをたくさん部屋に置くと良いでしょう。

長生きするための知恵

41

冷えは間違いなく万病の元
足湯が難病や慢性病を防ぐ

「冷えは万病の元」とよくいわれるとおり、冷えは血行不良や代謝の低下を招き、免疫力を低下させます。冷えは足元から腹部、生殖器、肺へと広がり、胃腸障害や便秘、腎臓病やリウマチ、うつ症状やアレルギー症状などさまざまな病気を引き起こします。冷えは免疫のエース・ＮＫ細胞が出なくなったり、幸せホルモンのセロトニン活性が低下してしまいます。これは最大の病気の因子といえます。

冷えを防ぎ、こうした病気などから身を守るためには、まず足元を温めることが必須です。そこでぜひおすすめしたいのが足湯です。

足湯には主に次のような効果があります。

1. 足を温め、血液の循環を良くすることで、さまざまな病気の元になる毒素（老廃物）の排出が促進される。
2. 体温が上昇することで免疫機能が高まり、ガン細胞やウイルス感染細胞を攻撃するＮＫ細胞も活性化する。

足湯でなく、下半身を温める半身浴でも同様の効果があります。具体的な方法については、第４章でご紹介します。

長生きするための知恵

42

寒い部屋で寝てはいけない
電気毛布も使ってはいけない

冬の寒い時期、あなたの寝室の室温はいつも何度ぐらいあるでしょうか？

「布団に入れば体が温まるから、室温は低くてもかまわない」と考える人も多いようですが、そもそも体が冷えた状態で眠ることが最悪です。陰湿で寒い部屋は体を冷やし、血行不良を引き起こします。その結果、新陳代謝や免疫力が低下し、病気にもなりやすくなります。

睡眠は十分とっているつもりなのに疲れがとれない、食事にもいろいろ気をつけて健康にも気をつけているのに体調が優れない。そういう人は、ぜひ寝室の環境を見直してみてください。

ちなみに、環境省で推奨している冬の室温は20℃です。眠りにつく前に十分に部屋を暖めておき、加湿器などで室内の湿度も40～60％程度に保つようにしましょう。

しかし、体を温めたいからといって電気毛布などを使用するのはもってのほかです。逆に体温が下がりにくくなり、睡眠中の生体リズムを崩す原因になってしまいます。体を温めたいなら放射線ホルミシスの衣類やシート、電磁波ゼロのマットなどを活用するのがおすすめです。

健康生活のヒント②

浣腸や腸洗浄は腸の状態を悪化させる

腸の大切さや便秘することの問題についてはこの章で理解していただけたと思いますが、「じゃあ腸をきれいにすればいいんだ！」と安易に浣腸や腸洗浄などには決して走らないでください。腸内の善玉菌が増えて健康になるわけではなく、むしろ悪化させる原因になるのが浣腸や腸洗浄なのです。

その理由は腸にとって極めて重要な短鎖脂肪酸も一緒に排泄してしまうため。短鎖脂肪酸は腸内環境を弱酸性に保ち、有害な菌の増殖を抑制するほか、大腸の粘膜を刺激して蠕動活動を促す、免疫反応を制御するなどさまざまな機能をもっています。それが強制的な排便によって失われると、自力で排便できにくくなったり、免疫力が著しく低下するなどの問題が起きる可能性が出てきます。また、体内に必要な酵素やミネラル、ビタミンなども大量に排出されてしまいます。浣腸や腸洗浄は下痢とほぼ同じ状態と考えましょう。便秘で頼らざるを得ない場合は、まずはファイバー系のサプリメントを利用するなどしてください。そして何より、便秘をしないような食生活を送ることを第一に心がけてください。

第3章　食に関するウソ

長生きするための知恵

43

「生野菜は体を冷やす」はウソ
温野菜のほうが冷えの原因になる

「生野菜は体を冷やすから、サラダを食べるなら断然温野菜のほうがいい！」

そう信じて野菜は必ず火を通して食べるという人は多いようですが、真実は逆です。生野菜を食べたほうが、体は冷えにくくなっていくのです。なぜなら、生の野菜には酵素が豊富に含まれているからです。生野菜を食べることで酵素が体内に入ると、血液の流れに関わる微小循環に作用します。血液循環が良くなれば、当然体の血行も良くなり、体は冷えにくくなります。

逆に野菜に火を通すと、せっかくの酵素が熱によって失活（死）します。酵素が体内に入らないと、いわゆる「血液どろどろ」状態になりやすくなります。その結果、微小循環の働きも滞り、血行の悪い体になってしまうのです。

つまり、万病の元ともいわれる「冷え」を根本から改善していくためには、温野菜よりも断然生野菜なのです。生野菜をたくさん食べて、酵素をしっかり体内に送り込むことが必須です。ただし最初のうちは多少体が冷えることもあります。そのときには１９８～１９９ページで説明している「黒酢」をぜひ取り入れてみてください。黒酢を熱湯に溶いて飲むと、恐ろしく温まります。

長生きするための知恵

44

牛乳には発ガン性物質がある
毎日飲むと骨もスカスカになる

「牛乳はカルシウムが豊富だから、骨を丈夫にするためにも毎日飲んだほうが良い」

これは大間違いです。逆に牛乳を多く飲むことで骨密度が低下することが調査結果で明らかにされています。調査を行ったのは、米国のハーバード大学。30～55歳の女性ナース7万7761人を対象に、1980年から12年間にわたり牛乳や乳製品の摂取と骨折の関係を調べたところ、週に1回だけ牛乳を飲むグループよりも、毎日コップ2杯以上の牛乳を飲んでいるグループのほうが骨折しやすい結果となったのです。

その大きな原因は牛乳に含まれるたんぱく質にあります。たんぱく質がアミノ酸となって肝臓に入ると無害化するために尿素に転換されますが、一部アミン類は血中に侵入します。このアミン類は、血中に入ると強酸性となるため、血中のpHを下げます。そこでホメオスタシスとしてアルカリ性のカルシウムが骨から血中に出て中和しますが、その骨から出る量は牛乳から入る量をはるかに上回るため強く脱灰し、かえって骨は脆くなるのです。

さらに乳汁中に存在する女性ホルモン、インスリン様成長因子（ＩＧＦ‐１）、飽和脂肪酸も健康の大敵です。大量の女性ホルモンやＩＧＦ‐１は乳ガンや前立腺ガンなど多くのガンの一因に。飽和脂肪酸は動脈硬化を引き起こし、心臓病や脳卒中の元になります。

45

牛乳よりチーズはさらに体に悪い
決して摂り過ぎてはいけない

牛乳が体に悪いことは先に説明したとおりですが、では牛乳からできるチーズやヨーグルトはどうでしょうか？

その答えは、「牛乳よりさらに体に悪い」です。なぜなら、乳汁中に存在する女性ホルモン、インスリン様成長因子（ＩＧＦ‐１）、飽和脂肪酸が、加工することでよりいっそう濃縮されるためです。

こうしたチーズやヨーグルトなどに代表される動物性たんぱく質には、ＩＧＦ‐１が大変多く存在します。ＩＧＦ‐１によって体内の成長ホルモン（ＧＨ）が刺激され極めて過剰に分泌されると、発ガン性物質が強く刺激されることが欧米の研究で判明しています。それゆえに、動物性たんぱく質を摂り過ぎることはとても危険なのです。

動物性たんぱく質はご存知のように、乳製品以外にも肉や魚、卵やソーセージなどの加工品など、多くの食品に含まれています。これを「体にいいから」「好物だから」とたくさん食べるのは控えてください。それによって無限大に出現した成長ホルモンは大変な発ガン因子となるのです。ただし適量の摂取であればガンにならないことも、欧米の研究で明らかにされています。

長生きするための知恵

46

母乳は2年間与え続けても良い
断乳の時期を早めるべきではない

「母乳よりも粉ミルクのほうが栄養価が高いから、母乳は与えるとしても生後数ヵ月まででいい」

これも大間違いです！　母乳は赤ちゃんにとって良いことづくめなのです！

まず、生後1週間以内に出る初乳には免疫力を促進する物質（免疫グロブリンAやγグロブリンほか）が大量に含まれています。赤ちゃんの腸は浸透性の高い構造になっていて、母乳の免疫成分をよく吸収します。母乳が赤ちゃんの健康を脅かす有害物質などをブロックする役割も果たしているのです。また酵素の存在。酵素は母乳から大量に赤ちゃんに入りますが、このことが赤ちゃんの将来にとって極めて有利に働く大因子となります。

こうして赤ちゃんの免疫機能は発達していきますが、完全に発達するまでには生後2年かかるといわれます。つまり、母乳は2年与えても良い、むしろ与えたほうが赤ちゃんの体のために良いのです。母乳以外のミルクなどを与えると、赤ちゃんの浸透性の良い腸はひどく穴が開き、たんぱく質の大分子の進入を許すことになります。それがアレルギーなどの原因になることは少なくなく、子供の難病や慢性病の大因子であるとすら最近はいわれています。これがいわゆるリーキガット症候群（腸管壁浸漏症候群）なのです。

もっと知りたい「母乳」

断乳をすすめた博士は死ぬ間際に間違いを認めた

１９４６年以降、「聖書の次に売れた」といわれるほどの大ベストセラーになった本があります。アメリカの小児科医、ベンジャミン・スポックが刊行した『スポック博士の育児書』です。42ヵ国語に翻訳され、世界中で５０００万冊も販売されたというから驚きです。もちろん日本でも翻訳版が出版されています。

これだけの大ベストセラーに、今となってはとんでもない大ウソが書かれていました。それは、「母乳は３ヵ月で断乳し、ミルクで育てるのが良い」ということ。

当時の授乳中のお母さんたちの多くは、この本の影響を受けて無理やり断乳の時期を早めました。そして結果的に、アレルギー体質だったり、病気がちだったりする子供が増えてしまったのです。

前ページで説明したとおり、母乳には赤ちゃんにとって有利な栄養素が豊富に含まれています。赤ちゃんの免疫機能が完全に発達する生後２年目までは、むしろ与えたほうが良いのです。

それなのにスポック氏は世界中の子育て中の親に影響を与える大ベストセラーの育児書の中で、「牛乳のほうが栄養があって良い」などと誤った啓蒙をしていたのです。

では、スポック氏は生涯「牛乳のほうが栄養があって良い」をすすめていたのかというと、そうではありません。スポック氏は同書の改定の度に内容を修正し、晩年に出版した同書の第７版は、最初に出版された第１版とはちょっと違った内容になっていました。母乳もすすめる内容になっていたのです。そしてスポック氏は息を引き取る間際に弟子たちにこう言ったといいます。

「私の最初の本は全く間違いだった」。とんでもない話です。

３ヵ月どころか、３年近く授乳しても良いほどなのです。『米国医師会ジャーナル』の１万６０００人を対象にしたヨーロッパの研究でも、母乳で育てられた赤ちゃんは、粉ミルクで育てられた赤ちゃんよりも腸の感染症や発疹、アレルギーが著しく少なかったことが報告されています。

授乳期間は長いほうが良い。これが現代の常識なのです。

長生きするための知恵

47

マーガリンはプラスチック
極めて不自然な人工的油脂

「トーストに塗るのはバターよりマーガリン。なぜなら、動物性の油よりも植物性の油のほうが太りにくく、体に良いから」

そう信じてマーガリンを食べ続けているなら、今すぐ止めてください。マーガリンは植物性の油といっても天然の植物油ではなく、液状の植物性油脂を固めるために化学処理したものです。その化学処理によってできる「トランス脂肪酸」が健康に悪影響を及ぼすことが問題となり、アメリカの一部やヨーロッパではトランス脂肪酸の使用は禁止または使用量を極めて少なく制限されているほどです。

そもそもなぜ化学処理をする必要があるかといえば、植物性の油脂は不安定で酸化しやすく、日持ちがしないため。そこで水素を添加して、保存性を高めているのです。

この人工的な油は、いわばプラスチックと同じようなもの。アメリカの自然派運動家、フレッド・ロー氏の実験では、2年半もの間、マーガリンを日光にさらしたままでも、カビも生えず、虫がたかることもなかったといいます。

そんなプラスチックを大量に体に入れ続けたらどうなるでしょう？　考えるまでもなく、最悪の場合は死を招くような病気が待っているのです。

長生きするための知恵 48

パン好き、ケーキ好きの女性は乳ガンや婦人科系ガンのリスクが高い

前ページで取り上げた「トランス脂肪酸」はマーガリンだけでなく、ショートニングやマーガリンの一種であるファット・スプレッドにも含まれています。これらの油の怖いところは実にさまざまな食品に大量に使われている点です。パンやケーキ、ハンバーガーやフライドチキン、ポテトチップス、チョコレート、レトルトのカレーなど、挙げればきりがありません。

とくに女性はパンやスイーツが好きな方が多いものですが、トランス脂肪酸の過剰摂取は乳ガンや卵巣ガン、子宮頚ガン、子宮体ガンの一因になるといわれています。また、男女問わず、肺ガンや大腸ガン、脳腫瘍なども要注意。普段の食生活を加工食品に頼りがちな人ほど、今すぐ改める必要があります。

パンやスイーツのもうひとつ良くない点は「糖化（ＡＧＥ）」度が極めて高いこと。糖化はいまや最悪の物質としてトピックス的存在ですが、その糖化が最も高いのは小麦粉を焼いたもの（パンやワッフル）です。

糖化は酸化より悪いといわれるほどで、パンやワッフル好きな人はショートニングとダブルパンチで悪い物を食べているといわざるを得ません。

長生きするための知恵

49

コーヒーフレッシュは毒
原材料を知れば理由がわかる

第1章でも触れましたが、病院などでは「コーヒーフレッシュは優れもの」などと言って患者にすすめる管理栄養士がいます。はて、その管理栄養士はコーヒーフレッシュの原材料が何かちゃんと知っているのでしょうか？　まさかコーヒーフレッシュ＝生クリーム（乳脂肪が原料）と信じているのではないだろうかと心配になります。

ほとんどのコーヒーフレッシュは乳脂肪ではありません。「植物性油脂」なのです。商品によって異なりますが、基本的な原材料はサラダ油や水、乳化剤、増粘多糖類、カラメル色素、pH調整剤など。これらを使って化学的な加工を施すことで、常温で一日中置きっぱなしにしていても劣化しない、日持ちの良い「クリームのようなもの」にしているのです。これは先に述べたマーガリンとも非常に性質が似ているといえます。

トランス脂肪酸を多く含む大量生産された安価なサラダ油を使用していれば、できあがったコーヒーフレッシュにも当然トランス脂肪酸が含まれることになります。つまりコーヒーフレッシュもまた、プラスチックを飲むのと同じことになるといえるのです。

健康を考えるなら、原材料まできちんと確認して口に入れるものを選ぶ。誰もがそういう賢い消費者になるべきです。

長生きするための知恵

50

「生の種」は猛毒
食べ続けるとガンになる

ぶどうの種には栄養がたくさん含まれているから実と一緒に飲み込んだほうがいい、と信じている人がいます。また、スイカの種もいちいち出すのが面倒だから丸飲みしているという人も決して少なくありません。

生の野菜や果物が身体に良いなら、生の種も食べて良いはず、と考えているとしたら大間違い。確かに生の野菜や果物は身体に良いものですが、その中に含まれる「生の種」は猛毒です。生の種には「酵素阻害物質」が含まれています。そもそもこの物質は種が最適なタイミングで発芽するまで変質しないよう守る役割を果たすもので、人間の体内に入ると強力な酵素抑制作用を発揮します。つまり、食べた物を消化する消化酵素や生命維持活動に欠かせない代謝酵素の働きを種がブロックしてしまうのです。体内酵素が阻害されると、病気になりやすくなります。とくに消化酵素を分泌する膵臓がダメージを受け、膵ガンのリスクが高まります。

ぶどう、スイカはもちろん、りんご、梨、みかん、レモンの種や、ピーナッツやアーモンド、小豆、大豆なども生で食べるのは厳禁です。ただし、いちご、きゅうり、キウイフルーツ、トマト、ナス、オクラなどの種は小さいので例外。食べても構いません。

長生きするための知恵 51

砂糖は最悪の病気産生食物
肥満と虫歯だけではない！

ケーキやアイスクリームなど甘～いスイーツにたっぷり含まれている砂糖。肥満や虫歯を招くだけでなく、砂糖は「病気産生食物」。要注意です！

砂糖の主成分であるショ糖は、ブドウ糖と果糖が結合した二糖類の一種です。ふたつの糖の分子が固く結合しているため、体内に入ってからも酵素や胃酸などで切り離すのにかなりの時間を要します。ショ糖を消化するために膨大な分解酵素が消費されるのです。

それでも消化しきれずに腸の中にショ糖が残ると悪玉菌や真菌などの「餌」になり、腸内を腐敗させます。そこで腐敗菌を殺すため好中球が活躍するのですが、その武器は活性酸素です。そのため体はどんどん酸化が進行していきます。また、ショ糖は小腸で吸収されて血流に入りますが、その量が多ければ血液もベトベト（ルロー化）になり、微小循環が極めて悪くなります。また血中でたんぱく質と結合して糖化（ＡＧＥ）を起こしていきます。糖化が始まると血液はまさにドロドロ状態となるのです。

こうした要因が重なってあらゆる生活習慣病を引き起こしやすくなるのはもちろん、低血糖のときはＡＤＨＤ（注意欠如多動性障害）、高血糖のときはガン繁殖の重大な因子になるなど、血糖コントロール不良によるさまざまな病気につながる可能性も出てきます。

長生きするための知恵

52

フルーツは果糖で太るはウソ
これほどの優秀食材はめったにない

「フルーツは糖分が多いから、食べると太る」と言って食べない人がいますが、これはかなりもったいないことです。なぜなら、フルーツは非常に優れた健康食材だからです。

まずフルーツの糖分ですが、果糖の多いもの、ブドウ糖の多いもの、ショ糖の多いもの、この3つの糖分が万遍なく混ざったもの、といろいろあります。例えば富有柿などは果糖とブドウ糖が1対1で、ショ糖はないに等しいフルーツのひとつです。そのうえビタミンCやミネラル、ファイトケミカルが豊富なので、体にとって非常に有益といえます。

しかもフルーツの中身の80～90％はミネラルを含む良質な水分で、糖分は全体の10％前後。例えば一切れ１２０ｇのメロンなら、糖質はそのうちの11％程度です。何kgも食べるなら糖の害があるかもしれませんが、この程度の量なら問題はありません。しかも甘いのに糖化度（ＡＧＥ）は極めて低い。ＡＧＥ値が１０００ku以上だとかなり糖化しているとされますが、メロンは20ku、バナナに至っては９kuしかありません。フランクフルトソーセージが６７００ku、ワッフルが８５００kuですから比較にならないほど低いのです。今はGI（糖化指数）が低いほど健康に直結するといわれる時代。その意味でもフルーツは理想的抗酸化食物といえます。よほど食べ過ぎない限り、太ることもまずありません。

長生きするための知恵 53

みかんが肥満を防止
体のサビつき・老化も防ぐ

フルーツの糖分で太る、と思っている人にぜひ知っておいてほしいことがあります。

それはみかんなどの柑橘類には太るどころか肥満を防止する効果があるということです。

その秘密はみかんの皮やすじ、袋などに多く含まれる「ヘスペリジン（ビタミンＰ）」にあります。ヘスペリジンとはポリフェノールの一種で、肥満の元となる脂肪細胞の出現を抑える作用をもっています。さらに血管を強化し、抗ウイルス作用もあるため、風邪の予防などにも効果的です。このヘスペリジンはみかん以外にオレンジやゆず、夏みかん、いよかんなど多くの柑橘類に含まれています。

こうしたヘスペリジンのような成分を総称して「ファイトケミカル（植物由来の抗酸化栄養素）」といい、活性酸素を防ぐ栄養素として知られています。ぶどうやブルーベリーなどに含まれるアントシアニンもファイトケミカルの代表的な存在で、視神経の改善や抗ガン作用、抗炎症・抗菌作用などをもっています。

病気の元となる体内の酸化や老化を防ぐのがファイトケミカルの役割。そのファイトケミカルが多く存在するフルーツの健康の重要性をしっかり認識してください。

もっと知りたい「ファイトケミカル」

リンゴを毎日食べるだけで万病の予防に

フルーツは全般的にファイトケミカルが豊富ですが、中でもとりわけ優等生なのがりんごです。りんごを毎日1個食べるだけで、万病の予防になるといえるほどです。

アメリカのコーネル大学の研究によれば、りんごにはケルセチン、フロレチン、クロロゲン酸、エピカテキンなどのファイトケミカルが多く含まれ、とくにケルセチンの含有量はフルーツの中では群を抜いているといいます。

ケルセチンは活性酸素除去効果が最も強いファイトケミカルであり、同時に抗菌、抗ガン作用、抗ウイルス作用も強力であることがアメリカの研究で判明しています。

さらに、りんごにはペクチンという水溶性食物繊維が多く含まれていることも見逃せません。ペクチンは血糖の急上昇を防ぎ、体内の余分なナトリウムや胆汁酸を吸着して排泄します。その結果悪玉コレステロールが善玉化し、胆石や動脈硬化を予防します。食物繊維が豊富であるということは、もちろん便秘予防にも効果的です。

1日1個のりんご、ぜひ習慣にしてください。

優れた抗酸化力をもつファイトケミカルの作用は、全身の若返りにもつながります。シミ、シワ、脱毛、眼精疲労、精力減退、難聴などの老化現象のほか、さまざまな疾患の予防や治療にもつながる成分であることが注目され、近年ではサプリメントなどにも多く用いられるようになっています。

ここで、フルーツや野菜などに含まれる代表的なファイトケミカルを挙げてみます。

・ぶどう→レスベラトロール、アントシアニン
・トマト→リコピン
・玉ねぎ→ケルセチン
・大豆→ダイゼイン、ゲニステイン、イソフラボン
・ほうれん草、ケール→ルテイン
・にんじん→ベータカロテン

トマトの赤やほうれん草の緑、玉ねぎの匂いなど、その色と香りがまさに抗酸化物質の正体で、人体に入ると強力な抗酸化作用を発揮するのです。

長生きするための知恵

54

甘い物は疲労解消には効かない
むしろ疲れを倍増させる

「疲れるとむしょうに甘い物が食べたくなる……」

こういう人はきっと多いと思います。そして実際、甘い物を食べると疲れがとれたような気分になることもあるでしょう。しかしそれはあくまでも一時的なもの。甘い物を食べることで逆に疲れが倍増することもある。それが真実です。しかも、イライラしたり、切れやすくなるなど攻撃的な精神状態に陥りやすくなるという危険もあるのです。

そのメカニズムは血糖値と大きく関係しています。

砂糖を大量に含む菓子や清涼飲料水を摂取すると、血糖値が急激に上昇します。そこで体は血糖値を下げようとインスリンを大量に分泌します。すると今度は血糖値が下がり過ぎ、低血糖の状態に。そこで体は血糖値を上げるため、副腎からアドレナリンを分泌します。アドレナリンは攻撃性ホルモンのため、分泌され過ぎるとカッとしやすくなったり、落ち着きがなくなったりするのです。そこでまた気持ちを落ち着かせたい、疲れをとりたい、と甘い物を食べたくなる悪循環に。

どうしても甘い物が食べたいときは依存性の高い砂糖入りの菓子などよりも、先に触れたフルーツなどのほうが断然体のためになります。

長生きするための知恵

55

マクロビオティックのとんでもない罠
もともと玄米は猛毒だった！

「この世で一番体に良い食事療法はマクロビオティック！」

こうした〝マクロビ信者〟の方々は多いようですが、ちょっと気をつけてください。マクロビオティックは第二次世界大戦前後に食文化研究家の桜沢如一氏によって考案された食事療法で、玄米菜食をベースとしています。しかしこの「玄米」にこそ、大きな問題があるのです。

玄米は、その糠の中に酵素阻害剤（ＡＢＡ）が含まれています。これは先に説明した「生の種」と同じ、猛毒です。大昔の日本人はＡＢＡの存在は知らなかったことでしょうが、当時の食生活を調べると驚いたことに玄米をそのまま炊いて食べることはほとんどなかったようです。これは、玄米を炊いて食べたとしてもすぐに具合が悪くなるということを経験的に知っていたからではないかと思われます。

その諸悪の根源であるＡＢＡが圧力鍋で玄米を炊くことで消えることがわかり、マクロビオティックのブームとともに健康志向の人たちを中心に浸透してきました。しかし、実はなんと玄米食の最大の落とし穴こそがこの「圧力鍋」なのです。次ページで詳しく説明します。

長生きするための知恵

56

圧力鍋は危ない
調理で毒物が発生する

「圧力鍋で玄米を炊くと、簡単においしく炊き上がる！」

こうした理由などで圧力鍋を愛用している人は多いと思います。しかし、今すぐ止めてください。圧力鍋は危険です。

圧力鍋は１００℃以上の加熱で食材に圧力をかけることで、短時間での調理を可能にする調理器具ですが、この高温加熱にまず問題があります。食材を１２０℃以上の高温で加熱すると、成分中のアスパラギン（アミノ酸の一種）と果糖やブドウ糖などの還元糖が「アミノカルボニル反応（メイラード反応）」という化学反応を起こし、その過程で恐るべき「アクリルアミド」が生成されるのです。

アクリルアミドは国際がん研究機関（ＩＡＲＣ）で「発ガン性が強く疑われる」と２００７年に評価されている物質です。また、神経に対する毒性についても知られています。こうした恐ろしい〝毒物〟が圧力鍋で調理する度に発生しているのです。

圧力鍋だけでなく、高温で揚げる、焼く、炒める、などの調理法でもアクリルアミドは発生します。どんなに良い食材でも、生かすのも殺すのも調理法次第ということを忘れてはいけません。

長生きするための知恵

57

白米は玄米より劣る
ビタミン、ミネラル不足に

玄米には体にとって毒となる酵素阻害剤（ＡＢＡ）が含まれていること、圧力鍋で玄米を炊けばこのＡＢＡは消えるが、別のアクリルアミドという有害物質を発生させること。以上についてこれまで説明してきました。

ではご飯は普通に白米を炊飯器で炊いて食べるのが一番良いのか？　というと、そうではありません。白米は玄米を精白することでＡＢＡを含む糠を排除しますが、同時に胚芽や胚乳も取り除くことになります。玄米から三分つき米、五分つき米、七分つき米、胚芽米、白米へと精白の度合いが大きくなる度に、胚芽に含まれるビタミンＢ１や胚乳に含まれるミネラルなども失われていきます。逆にいうと、最もビタミンやミネラルなどを豊富に含んでいるのは玄米なのです。

江戸時代には江戸で脚気患者が急増し「江戸患い」と呼ばれましたが、これも白米を主食にすることでビタミンＢ１が欠乏したことが原因だったという説があります。

栄養価では白米より玄米のほうが優れているのは事実ですが、問題はその炊き方にあるのです。マクロビオティックでは教えていない、より体にとって良い炊き方を第４章でご紹介します。

長生きするための知恵

58

炭水化物ゼロは体に悪い「食べ過ぎ」もリスクが高い

「炭水化物を食べ過ぎると太る」

これは間違いではありません。しかし、だからといってダイエットのためにまったく食べないというのも危険です。

炭水化物は体内で消化吸収された後、筋肉と肝臓にグリコーゲンという形で貯蔵されます。このグリコーゲンが筋肉を動かすエネルギー源となるため、とくに運動をする人には欠かせません。炭水化物が不足すると運動中の体力が続かなくなりやすいのです。

ただし、体内に貯蔵できるグリコーゲンには限りがあり、体重70kgの大人で筋肉に400g、肝臓に70gといわれています。この貯蔵量を超える炭水化物を摂取すると、余剰分が脂肪に回ります。そのため炭水化物を食べ過ぎると肥満を招くのです。

また、主食となる炭水化物は全般的に高GI値であることも問題です。GI値とはブドウ糖を100とした場合の血糖上昇率で、GI値60以下の食品であれば血糖値を上げにくいとされています。ところが日本人がよく食べる代表的な炭水化物である白米は81、食パンは91もあります。つまり、ご飯やパンを食べ過ぎると高血糖になりやすく、糖尿病のリスクが高まってしまうのです。

もっと知りたい「GI値」

GI値60以下の食品を中心に！

高血糖が引き起こす肥満や糖尿病を防ぐうえで、ぜひ知っておきたいのが普段よく食べる食品のGI値。急激な血糖値の上昇を防ぐためには、GI値60以下の食品を中心に食べるように心がけましょう。

〈主な高GI値食品（食品100g当たり）〉

精白米　81（GI値　以下同）
食パン　91
フランスパン　93
ベーグル　75
うどん　85
パスタ（乾麺）　65
じゃがいも　90

にんじん　80
とうもろこし　70
ショートケーキ　80
〈主な低GI値食品（食品１００当たり）〉
玄米　55（GI値　以下同）
小麦全粒粉パン　50
日本そば　55
パスタ（全粒粉）　50
さつまいも　55
大豆　30
トマト　20
レタス　23
ほうれんそう　15
オレンジ　31

長生きするための知恵

59

3食しっかり食べてはいけない
1日2食が最も健全

「必要な栄養を摂るためにも、1日3食しっかり食べることが大事！」

このように指導する医者や管理栄養士はいまだにとても多く、また、そう信じて実行している人も多いと思います。

しかしぜひ一度、食後によく自分の胃の状態をチェックしてみてください。朝も昼も夜もしっかり食べていたら、胃が重たくなっているのではありませんか？

とくに体が必要としているわけでもないのに3食しっかり食べるということは、胃に多大な負担を強いる行為なのです。食べ物を受け付けた胃は、なんとかそれを消化しようとします。しかしすでにキャパシティをオーバーしているため、その分をカバーしようと消化酵素が大量に消費されます。

体内の酵素は1日一定の量しか生産されません。その限りある酵素が、食べ過ぎることによって無駄に消費されてしまうのです。

日本で1日3食が一般的になったのは都市部では江戸時代中期以降、農村部では明治以降と、実はまだ歴史は浅いのです。人間はもともと1日2食だった。昔よりもはるかに飽食になった今の時代だからこそ、改めて1日2食のスタイルに戻りたいものです。

長生きするための知恵

60

朝の加熱食は病気の元
そもそも食べる必要なし

前ページで説明したとおり、１日３食の食生活はできればすぐに改めたいもの。とくに朝食は必要ないものです。「ナチュラル・ハイジーン」に基づく体の生理リズムでは、午前４時から12時までは排泄の時間となります。前の晩の午後８時までに食事をすませ、昼まで何も食べなければ、胃や腸などの消化管を十分に休めることができます。そうすることによって排便によるデトックスや代謝・免疫力のアップなどが促進され、より健康に近づくのです。

しかし、朝食をとらないとお腹がすく、元気が出ない、という人もいるかもしれません。その場合には酵素や果糖を含むフルーツもしくはフルーツジュースがベストです。あるいはすりおろした野菜（にんじんや大根など）でも消化や排泄を助けてくれます。

逆に、最も避けるべきなのは加熱食です。消化不良を起こして胃腸を腐敗させる原因となり、やがて病気へとつながっていく危険が高い。それが朝の加熱食なのです。炊きたてのご飯や焼きたてのパンなどもってのほかです。

朝起きて間もない臓器は日中の半分以下程度の機能しか果たしていません。それなのに「朝からしっかり食べる」などもってのほかだということを認識してください。

長生きするための知恵

61

過食は見た目も老けさせる
食事は腹六～七分目で抑えるべき

「食べる量は腹八分目で抑えると健康にも美容にもいい！」

これは昔からよくいわれていることですが、本気で健康や美容のことを考えるなら、もっと抑えましょう。腹七分目、六分目を目標にしてください。細かいカロリー計算は面倒でも、食事の量を「ちょっと物足りない」と感じるくらいに抑えることで、十分カロリー制限につながります。そしてカロリー制限をすることは、なんとアンチエイジングにもつながるのです。

その秘密は２００３年にアメリカ・マサチューセッツ工科大学のレオナルド・ガレンテ教授によって発見された長寿遺伝子「Ｓｉｒ２（サーツー）」にあります。

カロリー制限をすると細胞中のミトコンドリアから発生するＮＡＤという物質によって、サーツー遺伝子が活性化するといいます。さらに〝若返りホルモン〟と呼ばれるＤＨＥＡの濃度も増加。老化を促進させる活性酸素も減少します。その結果、シミやシワが減り、元気も出て見た目そのものが若くなる効果も期待できるのです。

逆にいうと食べ過ぎは活性酸素を増やします。そして活性酸素の見かけ上の指標ともいえる、シミやシワを増やすのです。

もっと知りたい「カロリー制限」

カロリー制限で寿命が2倍!

カロリー制限と寿命の関係については、１９３５年にアメリカ・コーネル大学の栄養学者、クライヴ・マッケイ博士が「実験用マウスの摂取カロリーを65％に減らす」実験を行っています。そしてその結果、寿命が2倍延びたという結果を発表したのです。

その後、１９８０年代から始まったアメリカ・ウィスコンシン大学でアカゲザルを対象に実験が行われ、２０００年に次のような結果が発表されています。

【実験内容】

①普通のえさを与えたグループ

②ビタミンなどの栄養は落とさず、カロリーだけを30％制限したグループ

【結果】

①のアカゲザルは白髪が生え、深いシワが刻まれて著しく老化の様相を呈した。動きも億劫そう。

②のアカゲザルはスリムで動きがキビキビしており､シワは見られず背中も曲っていない。

また、日本でも長崎県にある長崎ペンギン水族館のペンギンは長寿であることで知られています。２００２年2月に死亡したペンギンのぎん吉は39年9ヵ月15日間、同水族館で飼育されましたが、ペンギンの飼育記録としては世界一ということでギネス認定されました。

同水族館は多くの飼育技術のノウハウをもっていることでも有名で、食事については６日間えさを与えた後に１日断食させているそうです。つまり、この断食習慣が消化器官を休ませ、酵素の浪費を防いでいるため、長寿につながっているのではないかといえます。

実際、人間でも小食の人ほど長寿の傾向は強いもの。３食しっかり食べているうえに間食や夜食までとったりしているような人は論外です。いつまでも若々しく元気でいるためには、カロリー制限が必須です。

長生きするための知恵 62

生ジュースはミキサーで作っても意味がない
高速ジューサーもNG

生の野菜とフルーツは、健康に長生きするために必要な要素がたっぷり詰まった万能食材です。

体内の消化や代謝に欠かせない酵素、腸内環境を整える食物繊維、抗酸化力に優れ、活性酸素を除去するファイトケミカルをはじめ、ビタミンやミネラルなども豊富に含まれています。

このように素晴らしい力をもつ生野菜やフルーツを、最も効率良く摂取できる方法がしぼりたてのジュースです。最近は若い女性を中心に、生の葉野菜とフルーツをブレンドした「グリーンスムージー」なども人気があり、酵素やファイトケミカルなどの効果への注目が高まっているようです。

そこで気をつけてほしいのがジューサーの選び方です。ミキサーや高速ジューサーは摩擦熱によって酵素が破壊されやすく、また食材が酸化しやすいという欠点があります。酵素を摂取するうえでベストなのは摩擦熱の少ない低速ジューサーです。

また、ジュースとしぼりかすが別々になるジューサーがありますが、しぼりかすも一緒に摂ることが重要です。

長生きするための知恵

63

胃腸が悪いときに大根おろしは正解
すりおろし野菜のパワーは絶大

「胃腸の調子が悪いときに、大根おろしを食べたらスッキリした」

このような経験がある人は多いのではないでしょうか。

大根おろしが胃腸に良いことには、れっきとした理由があります。大根には消化酵素ジアスターゼ（アミラーゼ）、たんぱく質分解酵素、脂質分解酵素など優れた酵素が豊富に含まれており、胃腸の働きを助けています。そしてそれらの酵素はすりおろすことによって倍増します。食物の細胞膜が破れ、中に閉じ込められていた酵素が大量に出てくるのです。

風邪をひいたときにはすりおろしたりんごを食べるというのもよく知られた民間療法のひとつですが、便秘や高血圧などの予防にも、すりおろしりんごは効果的です。

酵素をより多く摂りたいなら、ジュースよりも野菜やフルーツのすりおろしのほうがより効率がいいといえます。なお、酵素は皮に多く含まれているので、皮ごとすりおろすのがベスト。酵素が活性化しやすい金属製のおろし金を使うとさらに良いでしょう。

すりおろしにはにんじん、きゅうり、れんこん、しょうが、セロリ、かぶ、玉ねぎ、かぼちゃなどが適しています。

長生きするための知恵

64

最強メニューは海藻入り生野菜サラダ デトックス効果が倍増

生野菜の最もポピュラーな食べ方といえばサラダ。しかし、ただ野菜だけを生で食べるのではなく、ぜひプラスしてほしい食材があります。

それは海藻です。

海藻の特長は、なんといってもその食物繊維の豊富さにあります。たとえば粉寒天は80%、干しひじきは51%、ワカメや昆布は30%も食物繊維です。とくに水溶性食物繊維が多く、その一種であるアルギン酸には体内の有害物質を体外に排出したり、血中コレステロールを低下させる作用があります。

さらに、わかめやひじきなどにはカルシウム、鉄、リン、カリウムなどのミネラルも豊富に含まれています。

このように少量で効率良く必要な栄養素を摂取できる海藻類を加えた生野菜サラダはいうまでもなく最強です。

またサラダ以外に、海藻をたっぷり混ぜたご飯なども水溶性食物繊維の補給におすすめ。不足しがちな栄養素を補助してくれる優秀食材である海藻を、どんどん有効活用してください。

長生きするための知恵 65

発酵食品で酵素を補給
日本の調味料は最高の健康食品

「納豆は体に良いから毎日食べている！」

はい、これは確かに良いことです。納豆以外にも、漬け物、キムチ、ピクルスなども、生野菜に加えてどんどん食べて良いものです。

納豆、漬け物、キムチ、ピクルスに共通していること、おわかりになりますよね？

そう、すべて発酵食品であるということです。

発酵食品とは食材を菌や酵母などの微生物で発酵させた食品のことですが、その発酵の過程でアミラーゼやプロテアーゼ、リパーゼなど多くの消化酵素が発生します。つまり、酵素を補給するのにとても有効な食品なのです。さらに必須アミノ酸やビタミンB群なども多く含み、健康づくり全般に効果があります。

日本人には欠かせない調味料であるしょうゆ、味噌、みりん、酢なども代表的な発酵食品のひとつです。和食は２０１３年11月にユネスコの無形文化遺産に登録されましたが、こうした日本の発酵食品文化も間違いなく世界に誇ることができます。

生野菜とフルーツ、そして発酵食品をベースにした食生活は確実に長寿につながります。毎日の食事にどんどん取り入れていきましょう。

長生きするための知恵

66

魚は刺身、次にしゃぶしゃぶ
焼く・揚げる、は極力避ける

生で食べたほうが良いものは野菜だけでなく、魚も同じです。魚の最もベストな食べ方は刺身です。

生の食べ物には「事前消化」という力があります。これは、命が途絶えると体内にある酵素が働き出し、自分自身を分解する力です。この事前消化によって食品がある程度分解されるため、食した後の体内での消化活動がスムーズになります。これにより消化酵素の消費が抑えられ、残った分を代謝酵素に回すなど、酵素をより効率良く生かすことができるようになるのです。

刺身の次に体に良い魚の食べ方はしゃぶしゃぶ。さっとゆがくだけのしゃぶしゃぶは、食物が糖化しないのが特長です。

次に良いのが西京漬けなどの味噌漬け。味噌も発酵の過程で事前消化されているため、分子が小さくなっていて消化されやすいのが特長です。

さらに、蒸す→煮る→焼く→揚げるの順で、酵素が失われたり、糖化が促進されることになります。できるだけ魚は新鮮なものを生で食べるのがベスト。冷凍ものの魚も自然解凍である程度酵素はよみがえりますが、極力避けるのが無難です。

長生きするための知恵

67

酵素は胃酸で死なない
テレビのウソに要注意

「酵素は胃酸で分解されるから、食べ物で摂っても意味がないんですよね？」

テレビ番組の誤った情報を真に受けて、このようなことを信じている人も中にはいるようですが、これは大ウソです。この件についてはすでに１９８５年以前にアメリカで議論もされており、酵素栄養学の研究で、酵素が胃酸で失活しないことが解明されています。

確かに酵素の中には胃で活性化しない性質のものもあります。しかしその後腸へと入ると、小腸（十二指腸）のpHによって復活し、また活性化するのです（十二指腸のpHは8で、そこで活性化します）。

また、テレビ番組で「酵素は50℃前後では死なない。70℃でも生きている」という情報が流れたこともあります。これも大ウソです。稀にキウイフルーツに含まれるアクチニジンのように70℃台で失活するたんぱく質分解酵素もありますが、これは例外中の例外。一般的には48℃で2時間、50℃で20分、53℃で2分で失活します。酵素には熱に弱いという特性があるのです。それなのに「50℃前後では死なない」と言い切る学者がいることにはただただ驚きます。

テレビで学者が言ったことだからといって鵜呑みにしてはいけません。

長生きするための知恵

68

焼く・揚げる調理が老化を促進
ガン発生の危険も大

「食材は何でも火を通したほうが安全だし、おいしく食べられる」

こうした考えのもとに家庭で調理をしたり、あるいは外食やテイクアウトをしている人は多いかもしれませんが、食材を加熱することには大きくふたつの問題があります。

ひとつは、先に説明したとおり加熱によって酵素の働きがまったく失われること。

そしてもうひとつが「糖化」を引き起こすことです。糖化は、体内をサビつかせる「酸化」と同じくらい、あるいはそれ以上に健康を脅かす危険な存在です。

焼きおにぎりやお好み焼き、唐揚げ、ステーキなど、こんがり香ばしい焼き目を好む人は多いですが、この「焦げ目」「焼き目」こそが、糖化によって生まれるＡＧＥ（終末糖化産物）の正体です。焼く・揚げるなどの調理法によって食材中のたんぱく質と糖が化学反応を起こすことで、食材が褐色に変化するのです。この調理の過程で１４２～１４３ページで触れた発ガン性物質のひとつ「アクリルアミド」も発生します。

ポテトチップスやフライドポテト、コーラなどの炭酸飲料もＡＧＥの多い食品のひとつ。こうしたものばかり好んで摂っているとＡＧＥが体内に溜まり、老化や生活習慣病などにつながります。

69

日本は健康後進国
アメリカに1000歩遅れている

「フライドポテトやコーラが体に悪いといっても、ファストフードの本場のアメリカに比べたら、日本人は野菜の摂取量も多くてより健康なはず！」

と、アメリカ人より日本人のほうが健康志向が高いと思い込んでいる人がいまだにいるようですが、目を覚ましてください。確かに１９８０年代までは日本のほうがアメリカよりもはるかに一人当たりの野菜や果物の摂取量は上回っていました。しかし１９９０年代後半にはとっくに逆転しているのです。

アメリカは１９７７年にマクガバンレポートを発表し、全粒穀物や果物、野菜、鶏肉、魚、低脂肪乳を増やし、肉類、バター、卵、脂肪、砂糖、塩分を減らすことを提唱しました。このマクガバンレポート以降、アメリカでは医師による栄養指導や無農薬有機野菜の栽培などが普及。その結果、ガン死亡率は１９９１年をピークに年々減少してきています。

一方、日本は一人当たりの野菜消費量が１９８５年と比べて２０１０年は約２割減少。また、農薬の年間使用量はアメリカの約８倍（２００４年ＯＥＣＤ（経済協力開発機構）の統計資料より）も！

健康、そして農業のあり方を日本も真剣に考えるべき時代です。

長生きするための知恵

70

リノール酸×酸化＝最悪の油 病気のリスクだらけに！

「リノール酸は血中コレステロールを下げるから、リノール酸入りのベニバナ油や大豆油ならたくさん摂ってもいいんですよね！」

ちょっと待ってください。確かに必須脂肪酸であるリノール酸には血中コレステロールを下げる作用はあります。しかしだからといって摂り過ぎるのは厳禁です。なぜならリノール酸の過剰摂取によってアラキドン酸が必要以上に増えてしまうためです。

アラキドン酸には炎症を起こす物質（炎症エディエーター）を増やしたり、血小板の凝縮や血管を矮小化させる作用があります。その結果、脳卒中や心臓病、ガン、アレルギーなどの病気に影響を及ぼすといわれています。

仮に自分ではリノール酸を含む油を調理に使わなかったとしても、市販のマヨネーズやドレッシング、インスタントラーメン、スナック菓子など、油を使ったあらゆる食品にリノール酸は含まれています。ましてやそれが作られてからしばらく時間が経ち、酸化した油になっていたらもう最悪です。

酸化した油、つまり過酸化脂質は活性酸素そのもののような存在。細胞を破壊し、動脈硬化につながる危険は否めません。

長生きするための知恵

71

マクロビでは健康になれない
生食・発酵食と過熱食は7対3が理想的

「肉類や卵、乳製品はいっさい食べません！」

玄米菜食のマクロビオティックを実践している人や、ベジタリアンの人の中にはそういう主義を貫いている人もいます。私自身、生の野菜や果物を中心にした食生活をすすめていますが、しかし肉も卵も乳製品もまったく摂るな、などとは決して言いません。

なぜなら、肉類や卵、乳製品などには、生野菜や果物だけでは不足しがちなアミノ酸やビタミンB群が豊富に含まれているからです。

また、野菜自体の栄養価もこの50～60年の間にどんどん落ちています。たとえばほうれん草１００g当たりのビタミンC含有量は１９５０年には１５０mgもあったのに、２００５年には35mgまで減っています。

この背景には農薬の大量使用による土壌の悪化などがあります。生野菜も果物も酵素や食物繊維などの補給に欠かせない食材ですが、それだけでは栄養が偏り、決して健康にはなれません。

理想は、生食および発酵食と加熱食の１日のバランスを7対3くらいにすること。そして加熱する際にも高温で調理し過ぎないよう気をつけることです。

長生きするための知恵

72

干し野菜は栄養価が高い
生野菜にプラスするべし

酵素をたっぷり補給するためには野菜やフルーツを生で食べるのがベスト。しかし、野菜のもつ栄養素をよりしっかり体に摂り入れるには、干し野菜、煮野菜なども生野菜にプラスして摂るのがおすすめです。

とくに天日干ししたしいたけなどは、生の状態に比べて10倍もビタミンDの含有率が高まるといいます。ビタミンDには代謝を促進し、体内の毒素を排出する作用があり、免疫力アップにも効果的です。

また、食物繊維が豊富な切り干し大根も、ぜひ毎日の食事のおかずにプラスしたい食材です。大根が日光を浴びて干される過程で生成されるリグニンという不溶性食物繊維にはガン予防効果もあるといわれています。

煮野菜も加熱によって細胞が破壊されることで、栄養が吸収されやすくなり、消化もスムーズになるという利点があります。大事なことは、先にも述べたように１日の摂取量のバランスです。

野菜の摂取量の目標値は１日４００～５００g以上。そのうち半分以上は生野菜で摂るように調整していきましょう。

長生きするための知恵

73

断食は体に良い
ただし方法には要注意

「月に一度、プチ断食をしています！」

と、とくにダイエットなどを目的に断食にトライする人は増えてきているようです。断食＝ファスティングは私も強く推奨する健康法のひとつです。細胞内の毒素をすべて排出する強力な毒出し効果によって、内臓はもちろん、脳の状態まで改善されるなど、全身の健康に有効です。

しかし問題は、世の中には間違った断食法も蔓延していることです。主なものでは、1日3食すべて粉ミルクのみを飲む「粉ミルク断食」や、玄米スープのみを食べる「玄米スープ断食」などがあります。

これらの断食の大きな欠点は、ファイトケミカルやDHA、EPAや酵素など抗酸化作用のある栄養素がほとんど含まれていないことにあります。抗酸化作用が体内で働かなければ、あらゆる病気や老化の元になる活性酸素を取り除くことができません。どんなに空腹に耐えて断食をしても、健康に役立つ効果が得られないのです。

ファスティングは正しい方法で行えば、腸内がすっきり浄化され、全身に極めて良い影響を及ぼすものです。その方法については第4章でご紹介します。

健康生活のヒント③

動物実験で生食の優位性を実証

スコットランドのロウエット研究所のオアー氏らは、2年半にわたりマウスに以下の実験を行いました。

○1211匹のマウスに、人間の食事と同じように25種類の加熱した食物を与える。

○1706匹のマウスに、生野菜と牛乳を与える。

その結果、以下のような結果となったのです。

・加熱食を食べ続けたマウスは血液中の免疫グロブリンが著しく低く、繁殖能力も低下。感染症にかかりやすくなり、死期も総じて早くなった。死後の解剖では腸炎、肺炎、貧血、診膜炎が多く見つかった。

・生食を食べ続けたマウスには実験期間中、病気が見つからなかった。また、マウスの平均寿命が2年程度なのに対し、4年以上生きたマウスも現れた。

アメリカのヘイザー博士が4000匹のマウスに対し半数には自然な餌（生食）を与え、残りの半数には加熱食（人間と同じ食事）を与えた2年間の実験でも、加熱食グループにはさまざまな病気が相次いだといいます。生食100％でも人間は必要な栄養が不足しますが、加熱食100％の食生活が健康に及ぼすリスクはそれをはるかに上回っています。

第4章　鶴見式健康法のすすめ

長生きするための知恵

74

鶴見式酵素ファスティングは
内臓を新品に生まれ変わらせる

フランスの栄養学で「メスの要らない手術」といわれるファスティング（断食）。断食によって体が消化吸収を必要としない状態にすることで細胞に溜まった毒素が排出され、汚れた細胞をクリーンな細胞に入れ替えることができます。その結果、血液がサラサラになり、免疫力がアップするなど健康のために多くのメリットが得られるのです。

ただし、断食＝絶食ということではありません。人間の体には蓄積されている栄養をエネルギーとして活用する働きがあり、水しか飲まない絶食でも１ヵ月以上は生命を維持できるといわれています。しかし、そのエネルギー源となるケトン体（脂肪酸およびアミノ酸の不完全代謝産物）は強い酸性という性質をもつため、長期間にわたり飢餓状態が続くとさまざまな副作用が起きやすくなるのです。

ファスティングで大事なことは抗酸化力をもつ、低カロリーのアルカリ性食品を少量摂ることです。最初の３日間は水＋梅干し。その後はフルーツまたはフルーツ生野菜ジュースまたは生野菜おろしに梅干しをプラスします。

ファスティング開始後10日で血液が、10日～60日で腸が、60日～１２０日で細胞が、次々に浄化され、内臓が新品同様になります。

もっと知りたい「ファスティング」

無理なファスティングは絶対に禁物

鶴見式酵素ファスティングを行うと、次のような症状が顕著に現れます。

・便量増大
・便が臭くなくなる
・尿量増大
・尿が臭くなくなる
・汗をしっかりかけるようになる
・空腹感をきちんと覚えるようになる
・呼吸が楽になる
・睡眠が深くなり、目覚めが良くなる
・体のこりや痛みが激減する

症状が改善していく過程で、一時的に好転反応が出ることがありますが、ファスティングによってデトックスや細胞の再生が進んでいくのに伴い、自然に納まります。

ただし、無理なファスティングは絶対に禁物です。初心者はまず半日ファスティングコースからスタートし、徐々に１日コース、２日半コースと期間を延ばしていってください。

なお、半日コースの場合は前日夜７時までに夕食を済ませ、翌日の昼まで何も食べず、良質な水だけを摂ります。つまり朝食を１回抜くだけですが、胃腸を休め、消化酵素の消費を節約する効果は絶大です。週に１回を目標に行いましょう。

１日コースは朝に梅干し１個と亜麻仁油大さじ１杯（直接飲む）、昼に梅干し１個、夜に梅干し１個と大根おろし、塩をつけたきゅうりとセロリを１本ずつ。目標は月２回です。

２日半コースは金曜の夜から月曜の朝まで行います。目標は月１回。ベースとなるのはＡ（梅干し１個＋ドレッシングかけ野菜すりおろし）。メニューは次のとおりです。

・１日目夜／Ａ、２日目朝／Ａ＋果物１種類、２日目昼／Ａ、２日目夜／Ａまたは生野菜サラダまたは野菜と果物の生ジュース、３日目／３食とも２日目と同じ、４日目朝／２日目夜と同じ＋果物１～２種類。

長生きするための知恵

75

小食こそ健康への近道
鶴見式で賢く小食生活を

これまで度々説明してきましたが、「食べ過ぎ」ほど自分で自分の体に負担をかけ、病気をつくりだす行為はありません。かといって極端なカロリー制限などを行い、必要な栄養が不足したのではこれもまた健康を損ねる元になります。

病気にならない体づくりのためには、賢く「小食」の食生活を維持していくことが重要です。そのためのポイントを次に挙げます。

・1回の食事は常に腹六分目か七分目に（満腹になるまで食べてはいけない！）

・食事の順番は生野菜のサラダから始め、その次に肉や魚、最後に主食（炭水化物）を

生の食材がもつ食物酵素が、その後に食べる動物性たんぱく質の消化を助けます。また最後に炭水化物を食べることは高血糖の予防にも効果的です。

・食事の基本は酵素食である「プラントフード（植物性の食事）」「ホールフード（有機栽培や無農薬・低農薬の野菜や果物をまるごと食べる※ただし種は除く）」「ローフード（生食）」を3つの柱とする

・ゆっくりよく噛んで食べる

よく噛んで食べることは消化を助け、食べ過ぎの防止にもつながります。

長生きするための知恵

76

空腹時には生野菜＋味噌
梅干しも強い味方

今まで腹十二分目くらいまで食べていた人が急に腹六分目まで食事の量を抑えたり、あるいはファスティングを始めたばかりの頃などは、空腹に耐えられないことがあるかもしれません。

そんなときにこれなら間食してもＯＫ！　という万能な一品があります。

それは「生野菜＋味噌」です。そう、生の葉またはスティックに味噌をつけるだけというとても手軽なメニューです。

これがなぜおすすめかというと、生野菜にも発酵食品である味噌にも酵素が豊富に含まれているため。野菜と同様、味噌も火を通さず生で食べたほうが酵素を効率良く補給できるので、この食べ方は非常に優れているのです。

このほかフルーツを少し食べる、梅干しをしゃぶる、なども空腹対策として効果的です。フルーツはこれまで述べてきたとおり体にとって多くのメリットがあります。また、梅干しはクエン酸が豊富で、疲労回復や毒素排出などの作用をもっています。さらに質の良い水をこまめに飲むようにすれば、体内のクリーンアップ効果はより高まります。

長生きするための知恵

77

究極の玄米の炊き方を知れば発ガン性物質の発生も抑えられ酵素阻害剤も取り除ける

第3章で説明したとおり、玄米を圧力鍋で炊くのは大変危険です。発ガン性物質のアクリルアミドが発生するからです。だからといって玄米を炊飯器などで炊くのも厳禁。玄米の糠に含まれる酵素阻害剤・ＡＢＡを取り除くことができないからです。

とはいえ玄米自体は食物繊維やミネラルなどの栄養補給に有効であり、主食を玄米中心にするのは健康のために望ましいことです。そこでぜひ、次の炊き方を行ってください。

①玄米を水に浸して17時間おく。②17時間経ったら発芽毒を捨てるため2回ほど水を切って新しい水をいれ、海藻類、十穀米、きのこ類、いも類などに梅干し1個と糠や麹小さじ3杯を入れ備長炭と一緒に4～13時間水に浸す。③そのまま今度は水を捨てず、土鍋や低温（１２０度以下）の圧力鍋や普通の炊飯器で炊く。

ひじきやわかめ、昆布などの水溶性食物繊維をたっぷり摂れるのはもちろん、糠や麹を入れて発酵させることで事前消化作用が促進され、玄米を消化しやすくなります。また、還元水や梅干し、備長炭を入れることで抗酸化作用も高まります。もちろん高温の圧力鍋を使わないのでアクリルアミドも発生しません。これは究極の玄米の炊き方なのです。玄米の炊き方に関しては最新刊『正しい玄米食、危ない玄米食』に詳しく書いてあります。

長生きするための知恵

78

油は何でも悪いわけではない
選び方ひとつで病気も防げる

「油は肥満や病気の元！」と油なら何でも避けようとする人がいますが、すべての油が健康の敵なのではありません。

体に悪い油とは第3章で説明したとおり「過量のリノール酸油脂」「トランス型脂肪酸」「酸化した油」です。

逆に体に良い油もあります。それが細胞を正常に機能させるうえで欠かせない「オメガ3脂肪酸」です。青魚や亜麻仁（フラックスシード）、えごま油、しそ、くるみ、豆類、緑黄色野菜などから摂取できる油で、血液中の脂質濃度を下げる作用などがあるといわれています。そのため動脈硬化や高血圧、高脂血症などの予防につながるほか、花粉症などアレルギー症状の緩和や脳の活性化、うつ予防などにも効果があるといわれています。

ファスティングにも使用する亜麻仁油は、オメガ3脂肪酸のひとつであるα - リノレン酸を豊富に含んでいるのが特長です。ただし酸化しやすいので、生で直接飲むか、ドレッシングに用いるのが最適です。

一方、酸化に強いのが玄米油。これは炒め物などを作る際にも適しています。このように良い油を選び、効果的な使い方をすれば、油も健康の強力な味方になってくれるのです。

79

塩は焼き塩がベスト 抗酸化力で体を守る

塩にも良い塩と悪い塩がある。このことは第3章で説明しました。良い塩である天然塩を誰もが入手できれば理想的ですが、現在市場に出回っている「食塩」「食卓塩」の大半は〝悪い塩〟である精製塩です。

精製塩の最大の問題点は、99％以上が塩化ナトリウムで構成されているため酸化力が強いことです。塩が金属などを錆びつかせやすいことはよく知られていますが、錆びとはすなわち酸化なのです。体内も酸化によって一種の錆びつきのような状態になります。その体内の錆びこそが、これまで何度も取り上げてきた活性酸素なのです。

そこで必要になるのが酸化を抑制する抗酸化物質です。同じ塩でも、塩田の土を８００℃以上という高温で燃焼し、天然ミネラルを抽出した「還元塩」「焼き塩」には、優れた抗酸化作用があります。長時間燃焼することで有害物質も除去されるため、安全性も高い塩といえます。

最近では『超還元イヤシソルト』『ハイドロソルト』など強く還元されている塩も市販されています。これなら使っても問題がないどころか、かえって良い作用が期待できるといえます。

長生きするための知恵

80

体温が下がると酵素の働きも低下
冷えない体をつくるには
生姜末・黒酢・焙煎玄米粉を

「冷えは万病の元」であることは第2章でも説明しましたが、「ガンの元」であることも知っていますか？　体温が1℃下がると、酵素の働きは50％低下するといわれます。酵素の機能を高め、健康を維持するためには、体を温めることが絶対です。ちなみに免疫物質のエースはＮＫ細胞ですが、このＮＫ細胞は35℃台の低体温では活性化せず、36.5℃から37℃で活性化することがわかっているのです。

しかし生の野菜やフルーツを中心にした食生活を始めたばかりの頃は、一時的に冷えやすくなります。続けていくうちに微小血管の循環が良くなり、冷えにくい体質になりますが、冷えを感じたらすぐに温めることが重要です。

冷えたときにおすすめなのが熱湯で淹れたお茶に黒酢を少々入れて飲むことです。この方法はすぐ体が温まり、しかも生野菜やフルーツの良さを少しもスポイルしません。正に一石二鳥の方法です。

さらに温熱効果のある生姜末や抗酸化作用のある焙煎玄米粉などをお湯に溶かして飲むのも有効です。生の生姜は解熱作用で逆に体を冷やすことがあるので、乾燥させた粉末タイプがベスト。焙煎玄米粉もぜひ上手に活用してください。

長生きするための知恵

81

無農薬または低農薬野菜を選ぶ

同じ野菜でも栄養価はまるで違う

真の予防法、真の医療、真の栄養学、真の農業。

真の健康を手に入れるために、これから日本人が真剣に取り組んでいかなくてはならないのが、この４つです。

なかでも現代の日本人がとくにないがしろにしがちなのが農業といえるでしょう。日本はそもそも野菜や果物の自給率が低いうえに、多くの農地が農薬や化学肥料にまみれています。日本の農薬の年間使用量は中国や韓国と常にトップ争いをしているほど、世界の中でも極めて多いのです。

むろん、農薬に頼らない農業を行っている農家もあります。有名な『永田農法』は必要最低限の水と肥料で作物を飢餓状態に追い込み、作物自身のもつ力を引き出す農法ですが、この農法がとくに優れているのは野菜の栄養価が非常に高くなるという点です。例えば野菜１００g中のビタミンC含有量は、一般のほうれん草が65㎎なのに対し、永田農法のほうれん草は５６７.５mgもあるのです（国立栄養研究所・加賀チーム調べ）。

こうした質の高い野菜を選んで食べる。そうした消費者の姿勢も「真の農業」には欠かせません。

長生きするための知恵

82

サプリメントを積極的に活用
体内環境の調整に効果大

医薬品のほとんどは体にとって毒物のような存在です。胃潰瘍の人が抗潰瘍剤を服用し続けると逆にピロリ菌が増え、症状が悪化するということもすでに説明しました。

しかし、薬ではなくサプリメント（栄養補助食品）を摂取するのは有効です。中でも胃腸に対してとくに効果的なのがプロバイオティクスのサプリメントです。プロバイオティクスとはヨーグルトなどに含まれる動物性乳酸菌、キムチやぬか漬けなど発酵食品などに含まれる植物性乳酸菌、納豆菌などの総称で、腸内の善玉菌を増やし、腸内環境を整える役割を果たします。食事からも摂取することはできますが、一度に食べられる量には限界があるもの。その点、サプリメントなら一日の必要量を効率良く摂取することができます。ちなみにバイオジェニクスという概念が最近注目されています。これは死滅菌を飲むということですが、最新の報告ではこの方法では腸の乳酸菌は増多しないことがわかってきました。つまりプロバイオティクスでないといけないのです。

酵素サプリメントも、２０１２年以降から質の良いものが市販されるようになりました。酵素の質は「力価」で決まり、力価の高いものほど消化と代謝がスムーズに行われます。食生活をまず改善したうえで、上質なサプリメントを積極的に活用していきましょう。

長生きするための知恵

83

睡眠時間の確保を死守
健康な生活のための時間帯を意識して行動を

病気にならないためには、食生活が何より大事！

このことはこれまで繰り返し説明してきたとおりですが、もうひとつライフスタイル（生活リズム）を整えることも非常に重要です。

第2章で説明した「ナチュラル・ハイジーン（アメリカの医師らが提唱した自然健康法）」の考えに基づいた生活リズムを、ここでもう一度挙げてみます。

・午前4時～正午　排泄の時間
・正午～午後8時　消化の時間
・午後8時～午前4時　吸収と代謝の時間

このサイクルに沿うように行動すると、朝はしっかり排泄し、日中はよく活動してエネルギーを消費し、夜は食事を早めに済ませ、早寝早起きする……という、健康にとってとても有効なライフスタイルが自然にできあがっていきます。

とくに睡眠は先に説明したように、体内酵素のチャージ時間としても極めて大切です。どんなに忙しくても毎日7～8時間は睡眠がとれるよう、自主的に1日のスケジュール管理に努めてください。

長生きするための知恵

84

夏は30分、冬は90分を目安に日光浴
活性酸素を追い出す！

ここ数年、乳幼児の「くる病」が増えているといわれます。くる病とは、成長期の子どもに起こる骨の変形や成長障害で、その大きな原因として挙げられるのがビタミンＤの欠乏です。

ビタミンＤは骨の材料であるカルシウムやリンの吸収を高め、骨へ沈着させる働きをするもの。それが不足することで、カルシウムやリンが骨に沈着しなくなるのです。大人であれば、ビタミンＤ不足が骨粗鬆症を招くこともあります。

また62～63ページでも述べたように、ビタミンＤは強力な抗酸化物質のひとつで、体内の活性酸素を除去する働きもあります。さらに、大腸ガンや乳ガン、胃ガン、前立腺ガンにも顕著な効果があるという報告も多く出ています。

このビタミンＤの生成に欠かせないのが紫外線です。一日の所要量の目安とされるのが４０００IU。夏なら30分、冬なら顔と手を90分程度日光に当てることで十分なビタミンＤが摂取できることになります。ただし窓ガラス越しや、日焼けマシーンなどでは効果がありません。直接太陽の光を浴びることが必須です。晴れている日の昼間は積極的に外に出て、日光浴をする習慣をつけましょう。

長生きするための知恵

85

足湯で冷え知らずに
難病や慢性病も改善

冷え対策はもちろん、難病や慢性病の改善のために絶対に必要な方法のひとつが足湯です。ファスティングで好転反応が起きているときなどもぜひ行ってください。

具体的な方法は次のとおりです。

まず、バスタブに43～44℃のお湯を張ります。その中に、液状ハイドロンホワイト（植物性ミネラル溶液）を10滴、焼き塩をスプーン1～2杯入れ、備長炭も入れてよくかき混ぜます。

バスタブのふちに腰かけ、膝から下をお湯に浸けます。上半身は冷えないよう、シャツ3枚、ポロシャツ1枚、ウインドブレーカー1枚くらいを目安にしっかり重ね着します。さらにのぼせないよう、頭には氷嚢もしくはアイスノンをのせましょう。

このまま45～60分間ほど足湯を行います。

足湯が終わったら、バスタブに水を足して37～39℃のお湯で全身浴を行います。

こうすることで血液の循環が良くなり、体内の毒素の排出も促進。体温が上昇することで免疫機能やＮＫ細胞も活性化。ガンなどの病気の予防にも絶大な効果があります。ちなみにＮＫ細胞は低体温では活性化しません。とくに腸が冷えると活性化しないことがわかっています。

長生きするための知恵

86

ホルミシスを味方につける
冷え症改善&ガンも防ぐ!

第2章の「微量の放射線は体に良い」で触れた放射線ホルミシスには、「活性酸素を除去」「抗酸化酵素のSODやグルタチオン・ペルオキシダーゼの活性化」「ガンのアポトーシス（自殺）作用の増加」「免疫向上」「DNA修復能力上昇」「ホルモン活性」など、実に多くの効果があります。また、ガンや糖尿病などの慢性病を始め、膠原病やパーキンソン病などの難病などにも効果があるといわれ、治療に活用している病院もあります。

こうした放射線ホルミシスの効果を得るには、ラジウム温泉や岩盤浴がまずおすすめです。遠赤外線やマイナスイオンによる深部温熱効果によって体が温まり、血行や代謝の促進効果も得られるため一石二鳥です。低線量放射線を簡単に浴びることができるホルミシスルームも健康施設などで気軽に体験することができます。

さらに最近ではラジウム鉱石などを使用してホルミシス効果を得られるように加工を施した衣類やベッド、シート、化粧品なども数多く市販されています。こうしたものを日常生活に取り入れて積極的に活用するのも、冷え症の改善や病気予防のために有効です。私もふだん、放射線の出るシートをお腹に巻いて生活しています。このパターンはとくにNK細胞が活性化します。

長生きするための知恵

87

電子レンジには磁性鍋
電磁波から体を守る生活を

スマートフォンやパソコン、テレビ、ヘアドライヤーなどの電化製品……。今や日常生活を営むうえで欠かせないこれらのアイテムには健康上大きな問題があります。それは電磁波です。２０１１年5月に国際がん研究機関（ＩＡＲＣ）は、携帯電話による通話とグリオーマ（神経膠腫）の発ガンの可能性について「限定的ではあるが発ガン性が疑われる」と調査報告を発表しています。

とくに子供は成人の2倍以上も携帯電話のエネルギーの影響があるといわれています。携帯電話をまったく使わない生活は難しいと思いますが、長時間の使用を控える努力は欠かせません。

生活環境の中で、できるだけ電磁波を減らす工夫は必須です。マイクロ波で加熱する電子レンジも電磁波を発生させる代表的な電化製品ですが、マイクロ波をコントロールして遠赤外線調理をできるようにする、電子レンジ専用の「磁性鍋」を使えば問題ありません。磁性鍋は電子レンジのマイクロ波を１００％遠赤外線に切り替えるため、加熱することで逆に人間の体に有利な条件がいくつも出てきます。還元力、糖化しない、遠赤外線と、良いことづくめなのが磁性鍋を使った調理なのです。

長生きするための知恵

88

精神状態の改善は急務
自分自身を良くする訓練を

正しい食生活やライフスタイルのポイントなどをしっかり把握しているにもかかわらず、なかなか実行できない、あるいは実行してもなかなか続かないという人がいます。なぜ実行できないのか。その原因にはストレスが大きく関係していると考えられます。自分のイライラや不安をやけ食いややけ酒で紛らわそうとすると、生野菜を中心とした小食の食生活や規則正しい生活リズムを保つことができなくなります。

過度のストレスは大量の活性酸素を発生させ、体内を蝕み、ガンを含む病気の元になっていきます。ストレスを感じても「食べる」「飲む」方向には走らずに、上手に発散する方法を見つけましょう。

なお、いつも「他人のせい」にばかりしていると、ストレスはますます溜まる一方です。とかく人間は他人のせいにしがちです。何でもかんでも「あいつが悪い」と人を攻撃していると必ず４倍以上に跳ね返ってきます。いかに自分の意識を高めるかが大切です。感謝の心があれば、他人を悪くなど言えなくなるのです。

「自分自身をよく見つめ、反省し、少しでもより良い方向に向かうための修行ないし訓練をする」。自分の精神状態をまず改善する。これも鶴見式健康法では必要不可欠な課題です。

病気にならないために絶対厳禁！
悪いライフスタイル10ヵ条

1. 夜8時以降の食事
2. 朝食の加熱食
3. 過食
4. 食べてすぐに眠る
5. 食べ物をよく噛まず丸飲みする。また、早食い
6. 昼夜逆転生活（昼間いくら寝ても本当の睡眠はとれない）
7. ウォーキング不足（歩かないと疲れない。疲れないと眠れない）
8. 日光に当たらない
9. 冷える生活環境（陰湿で寒い部屋）
10. 電磁波いっぱいの環境

悪い食事についてもおさらい！

1. 動物性たんぱく質過多食品
2. 高GI食（とくに砂糖菓子）
3. 悪い油脂とその過剰摂取（トランス型油脂、酸化した油脂、リノール酸〈オメガ6〉の過剰）
4. 「生」のない、加熱食中心の食生活
5. 生の種、ほか酵素阻害剤
6. タバコ、アルコール、西洋薬
7. 糖化（AGE）

現在の生活で心当たりがあるものは、今すぐやめる！　そういう意志をもって正しい健康の常識に基づいた健康法を実践してください。

おわりに

実は私自身、少児喘息患者でした。ところが、10歳になった頃から急速に改善したのです。昭和33年（1958年）頃のことです。私の祖母がラジオで「生キャベツを食べて喘息が治った」という体験談を耳にし、それから生キャベツを朝食と夕食に大量に出してくれたようになったのがきっかけでした。生野菜の効果は劇的で、それまでひどく悩まされ続けてきた喘息が突然ピタッと治まったのです。

しかし、高校生のときに再び喘息の発作が出現しました。マーガリンを塗ったトーストやチョコレート、ラーメンなどをたっぷり食べたときにそれは起こりました。つまり「食べ物が良ければ喘息は治り、食べ物が悪ければ喘息は起こる」。喘息に限らず、「食べ物が良ければ病気は治り、食べ物が悪ければ病気になる」。私はそのことを自分の体験を通してはっきりと認識したのです。

もちろん食べ物だけでなく、睡眠やストレス、住宅環境などライフスタイル全般が健康に大きく影響していることを本書で説明してきました。

それは、皆様にも真の健康を手に入れてほしいと切実に願うからです。

「つまずいたっていいじゃないか　人間だもの」。これはご存知のとおり、詩人の相田みつをさんの名言です。「失敗したっていいじゃないか 人間だもの」とも言い換えることができるでしょう。私はこの言葉が大変好きです。なぜなら人生とは失敗だらけだからです。しかしその失敗があったからこそ反省し、是正し、成長できるのです。すべて失敗の「お陰」なのです。

問題は、取り返しのつかない致命的な失敗もこの世にはあるということです。もし手術室の前に「失敗したっていいじゃないか 人間だもの」という垂れ幕があったらどう思いますか？　医療は決して万全とはいえません。何度も申し上げてきたように、医薬品の多くは体には毒です。「病気をしたら病院に行けばいい」という考えはもう捨てましょう。病院に行かなくて済む体を自らつくりだすことが先決です。

本書がそのために皆様のお役に立てることを信じています。

参考文献

『「ＮＳ乳酸菌」が病気を防ぐ』金鋒　ＰＨＰ研究所
『〝健康常識〟は嘘だらけ』奥村康　ワック
『「放射能は怖い」のウソ』服部禎男　かざひの文庫
『常識破りの超健康革命』松田麻美子　グスコー出版
『葬られた「第二のマクガバン報告」』Ｔ・コリン・キャンベル　グスコー出版
『小麦は食べるな！』ウイリアム・デイビス　日本文芸社
『「長生き」したければ、食べてはいけない⁉』船瀬俊介　徳間書店
『断食でがんは治る』鶴見隆史　双葉社
『「酵素」の謎』鶴見隆史　祥伝社
『「酵素」が作る腸免疫力』鶴見隆史　大和書房
『真実のガン治しの秘策』鶴見隆史　中央アート出版社
『スーパー酵素医療』鶴見隆史　グスコー出版

●著者プロフィール

鶴見隆史（つるみたかふみ）

1948年石川県生まれ。金沢医科大学卒業後、浜松医科大学で研修勤務。その後数ヶ所の病院に勤務したが西洋医学の限界を知る。さまざまな代替医療を追求していくうち酵素栄養学に出合い研究を始め、鶴見式免疫治療を確立。その診療は1人1人に時間をかけ濃厚であるため1日数人に限定。末期ガンや難病治療に大きな改善効果を見せ、この治療を望む方が全国から来院されている。

2008年、NPO法人鶴見酵素栄養学協会を設立、毎日多忙な診療の傍ら酵素栄養学の指導、普及に尽力、最新栄養学の研究に余念がない。

季刊誌『風のささやき』の発行、無農薬低肥料野菜の発掘普及、酵素栄養学の講演会を全国で開催、毎回、聴講者を魅了するなどその活動範囲は広い。

著書には酵素による治癒症例の紹介、栄養学、ジュースレシピなど多数。特に酵素栄養学に関する著作は日本における酵素研究の第一人者として、ロングセラーとなっている。

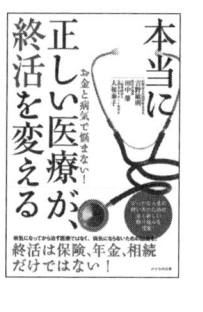

新版
健康常識《けんこうじょうしき》のウソに騙《だま》されず
長生《ながい》きするための88の知恵《ちえ》
危険《きけん》だらけの食《しょく》と薬《くすり》と健康法《けんこうほう》

2014年7月26日　初版第1刷
2017年11月5日　新版第1刷

著　者　鶴見隆史《つるみたかふみ》

発行者　磐﨑文彰
発行所　株式会社かざひの文庫
〒110-0002　東京都台東区上野桜木2-16-21
電話／FAX:03(6322)3231
e-mail:company@kazahinobunko.com
http://www.kazahinobunko.com
発売元　太陽出版
〒113-0033　東京都文京区本郷4-1-14
電話:03(3814)0471　FAX:03(3814)2366
e-mail:info@taiyoshuppan.net
http://www.taiyoshuppan.net
印刷・製本　シナノパブリッシングプレス
装　丁　緒方徹

ISBN978-4-88469-919-2